コロナと闘った男

感染対策最前線の舞台裏

惟村 徹
KOREMURA
TOHRU

幻冬舎MC

コロナと闘った男

感染対策最前線の舞台裏

はじめに

２０２０年３月19日。

民間の特殊清掃業を営む私のもとに１本の電話がかかってきた。

「ダイヤモンド・プリンセス号の除染作業を援護してほしい」

先立って作業に徹していた同業者からの依頼だった。

船内ではすでに各国の除染のスペシャリストが作業に当たってていたものの、世界を旅する豪華客船はあまりに広い。人数が圧倒的に足りなかったのである。

「あなたの会社なら、この事態をともに乗り越えていけるはずだ。お願いできないか」

彼は切羽詰まった様子でそう言った――。

中国の武漢で新型コロナウイルス（COVID‐19）の感染が確認されたというニュースが日本に届いたのは、そこから遡ること2カ月前、2020年1月のことだった。当初、危機感を抱く者はほとんどいなかった。どこか、ひとごとだった。

「中国のウイルスが、日本には来ないだろう」
「インフルエンザ程度のものだろう」

しかし、日本に来航した「ダイヤモンド・プリンセス号」で陽性者が出現、事態は一変する。

「香港で下船した80代男性が罹患していたことが判明」
「発熱を訴える人々などに対し検査をしたところ、31人中10人の感染を確認」
「41人が陽性」
「65人が陽性」

感染者は日に日に増加し、56カ国、数千人の人々が船内に隔離状態となった。ついには死者も出始めた。日本だけではなく世界中に緊張が走った。

「日本の対応はどうなっているんだ」

海外諸国からは日本政府に対して批判の声があがった。

しかし、正体不明のウイルスに対し、対策が存在するはずもない。誰もが手探り状態だったのである。

私の会社は主に、凄惨極まりない孤独死や、災害などの劣悪な現場の除染作業を行っている。冒頭の依頼は、そんな私たちの実績が評価されてのことだった。

受話器を握る手に力が入る。

「我々でよければ、ぜひ協力したい」

私は二つ返事で引き受けた。

不安がなかったといえば嘘になる。しかし、日本の威信を懸けて何がなんでも成功させたい――。その想いが私を突き動かした。

14日間にわたるダイヤモンド・プリンセス号の除染作業が一区切りした4月頃には日本国内にパンデミックが拡大していた。当初の楽観論を唱える者はすでになく、日本中がパニックに陥った。緊急事態宣言の発令、飲食店への時短要請など、これまでに聞いたことのない言葉が飛びかった。

私のもとへは1日200件を超える感染対策の問い合わせが押し寄せた。

なかなか収束しないそのウイルスに対し人々の不安は募っていった。

「コロナウイルスに打ち勝つ術《すべ》はないのではないか」

「こんな状態で、オリンピックの開催など無理ではないか」

日本を暗いムードが覆い尽くした。それでも私は、後ろを振り返らずに進んだ。

「自分たちにできることは何なのか」

「これまでに培った経験と技術を活かして、日本のために闘おう」

東奔西走し、全国各地での除染作業を行い、同時に正しい除菌知識を伝えるセミナーも開催した。その活動が評価され、天皇陛下や国内の要人たちが参列する「全国戦没者追悼式」での感染対策も行った。

すべては「事態を収束させて、日本の威信を取り戻す」という一心でのことだった。

長い闘いに一区切りついたと感じたのは２０２１年１月21日のことだ。

「東京オリンピックは予定通り開催する」

ＩＯＣ（国際オリンピック委員会）のトーマス・バッハ会長の一言に胸が熱くなったことを、昨日のことのように覚えている。これは、日本が未知の敵・新型コロナウイルスに屈しなかった象徴なのだ。

本書では、未知のウイルスに対して、現場の除染作業員たちが闘い続けた軌跡をつづる。どうか、多くの人が日本のために力を尽くしたことを忘れることなく、日本人の誇りとして記憶にとどめてほしい。

第1章

未知のウイルスが蔓延するダイヤモンド・プリンセス号船内――。2020年3月19日、「特掃隊」集結

第2章
特殊清掃依頼、1日最大300件 感染拡大でパニックに陥った日本

第3章
崩壊寸前の医療現場――。現場の知恵から作成した、感染防止の「宿泊療養施設ガイドライン」

第4章

天皇が臨席する「戦没者追悼式」国の威信を懸けて行った感染対策

第5章

命を落とす現場作業員を救え 全国を飛び回り伝えた、正しい除菌作業

第6章

1日最大7000人超。過去最多を更新し続ける感染者数 命を懸けて挑んだ第3波との死闘

第7章

2021年2月17日、新型コロナウイルスワクチン接種開始へ――。しかし特掃隊の闘いは続く

第1章

未知のウイルスが蔓延する
ダイヤモンド・プリンセス号船内――。
2020年3月19日、「特掃隊」集結

未知のウイルス

扉を開けると、湿り気をはらんだ空気がむわっと押し寄せた。

瞬間、脳天をつくような臭いが防護マスクを突き破って鼻を刺激する。

窓に止まっていた無数のハエが四方に飛びかったことで部屋の中に光が漏れた。殺虫剤を散布しながら奥へと進むと、積み上げられたゴミ袋の山に囲まれるようにしてそれはあった。

黒々とした、人型の染みだ。

故人が確かに、ここにいた証でもある。静かに黙禱を捧げると、いつものように清掃作業に取り掛かる。

「ちゃんとした企業に勤めていて安心だと思ったから貸したんだけど、こんなことになるなんてねえ……じきに取り壊す予定の古いアパートだから、最近は入居者も減っていて、近所からの苦情みたいなものもなかったんだよ……まさか身近でこんなことが起きるなんてねえ……」

清掃を頼んできたアパートの大家は壊れたロボットのように「困った困った、どうしようかねえ」と、同じセリフを何度も何度も呟いた。

故人は45歳だった。大手の電機メーカーに勤めていることを大家には伝えていたそうだが、実際のところは契約社員。半年前に契約が切れてからは、ここでひっそりと暮らしていたらしい。そして、誰からも気づかれることなく、おそらく脳卒中などで亡くなったのだろう。家賃の入金が1カ月滞っていることから不審に思った大家が訪ねたときに腐臭を感じて、発覚に至った。死後2カ月が経過していたという。

冷蔵庫の中には何も入っていない。キッチンのシンクにはカップラーメンやコンビニ弁当のゴミが溢れていたことから、故人が偏った食生活を送っていたのは明らかだ。

さらに、ホコリまみれの浴室や汚物まみれで茶色く変色したトイレを見るに、清潔とはほど遠い生活を送っていたことが想像される。衛生面に気を使わなくなり、ゴミ溜めのなかで生活をしてしまうというのは孤独死の現場にほぼ共通していることでもあった。皆、生きることを諦めているというよりは「いつ死んでもいい」と、ただひたすらに命が尽きるのを待っている人が多い。これを「セルフネグレクト（自己放任）」と呼ぶ。

しかし、故人は何度も現状から脱却したいと思ったのだろうか。まるでピサの斜塔のように絶妙なバランスを保って積み上げられている本のどれもが、起業に関するビジネス書だった。ところどころに付箋が貼られている。このゴミだらけの部屋のなかで、必死にあがいていたのだろうか。いつか立ち上がれる日を、夢見ていたのだろうか。

一方で、ゴミから避けるように、カーテンレールの上に立て掛けて大切に飾られていたものもあった。少々ホコリを被ってはいるが、きちんとしたスタジオで撮ったであろう家族写真だ。故人と思しき男性はスーツに身を包み、きりっとした表情でこちらを見ている。その隣には、華やかな着物に身を包んだ同年代の女性と、小学生くらいの男児が笑顔で写っている。日付は10年前。なんらかの事情で家族と別れた彼は、一人寂しく暮らし、しかし最期の瞬間は家族写真に看取られたのだろうか……いろいろと思いを馳せてしまいそうになるが、感傷的になっては仕事が進まない。大家からは「独り身で実家もないみたいだし、全部処分してください」と言われてはいたが、故人にとっての思い出の品であろうものを無碍《むげ》に扱うこともできない。付箋だらけのビジネス書とともにそっと脇に寄せ、黙々と作業を進める。

これが、私の日常だった。

孤独死や自殺によって、素人ではとても手に負えなくなった現場をきれいな状態に戻す「特殊清掃」。遺体から放たれる強烈な腐敗臭や無数の虫、感染症から身を守るために完全防備を貫くことから、災害現場や火事現場の復旧活動に呼ばれることも最近では増えていた。

しかし、まさか日本国民のために闘える日が来るとは思いもしなかった。あのときまでは――。

2020年を迎えたばかりの頃である。

新しい年明けとまだ抜けぬ正月気分に、世間が浮き足立っていたときだった。湖北省武漢市で、原因となる病原体が特定されていないウイルス性肺炎の患者が相次いで発生したというニュースが飛び込んできた。厚生労働省は、武漢からの帰国者で咳や熱など違和感を抱く症状がある場合は速やかに医療機関を受診し、渡航歴を申告するよう日本国内にも呼び掛けた。

1月11日には初めてと見られる死者が出る。死亡した男性を含め、感染した人のほとんどが現地の海鮮卸売市場の関係者だったことから、市場の営業は停止された。

この頃、「SARS（重症急性呼吸器症候群）やMERS（中東呼吸器症候群）など、過去に流行したウイルスとは異なるのではないか」という情報が一部では囁かれていた。しかしいずれの感染症も、日本国内に大きく広がることはなかったからか、日本のメディアは「対岸の火事」程度の受け取り方だった。私はなぜだか胸騒ぎがして、速報が入ったその日からずっと関連ニュースを読み漁る日が続いた。

1月14日にはWHO（世界保健機関）が原因不明の感染症からは新型のコロナウイルスが検出されたことを発表。続けて「限定的ではあるが、ヒトからヒトに感染する可能性もある」とし、医療機関向けの手引をホームページ上で公開した。さらにその翌日には武漢の保健当局が「感染が確認されている患者のなかには夫婦で発症しているケースもあるが、地域では広がっていないため、ヒトとヒトの感染リスクは比較的低い」と発言したことから、当の中国ですらそこまで重大にはとらえていなかったように思う。

日本に住んでいれば関係のないことだろう。いずれは消えていくから心配ない。私の周りの人々も、気にも留めていなかった。事実、話題に出しても「まあ、中国の話だから心配いらないでしょう」「あれって結局、中国の市場がなんかヤバイもの扱ってたから感染したんでしょ？　日本は大丈夫だよ」と言われることがほとんどだった。

しかし、私のなかでは漠然とした不安が渦巻いていた。

この年末、私は多くの商業施設でショッピングを楽しむ中国人観光客とすれ違った。日本を訪れる中国人は、年々増加している。もしも彼らが気づかぬうちに罹患していたとしたら……気づかぬうちに彼らと接した日本人が感染していたら……考えるだけで身震いする。まして、同じアジア人、生活様式も似ている。もしもそのウイルスが日本に持ち込まれたら、きっとパンデミックになるのではないかと思わずにはいられなかったのだ。

それなのに、日本のメディアでは芸能人の誰それが不倫で離婚の危機だということをやたらと取り上げる。コメンテーターも「奥さんの気持ち、分かりますね」だの「これだから男は最低なんですよ」だの、どうしようもない話題で盛り上がるばかりで、まったく危機感がない。

そんなことを言っている場合じゃないだろう！　命が懸かってるんだぞ！

何度も不安に駆られた。こんなに胸がザワザワしてしまう自分がおかしいのだろうかと、相変わらずＢＢＣ（英国放送協会）ニュースで中国や各国の動きをチェックする日々が続いた。とにかく、胸騒ぎが止まらなかった。

悪夢が現実になるとき

悪い予感は的中した。

1月16日――「自殺をした息子の部屋を清掃してほしい」と言う父親からの依頼を遂行したあと、車の中でひと息ついたときだった。

自殺現場というのは、ドラマで見るよりもずっとすさまじく、とても冷静ではいられないことがほとんどだ。場合によっては、原形をとどめないほどむごい姿で発見されることもよくある。今回のケースは、導線を露出させた電気コードを左胸と背中に貼り付け、タイマーで電気が流れる時間を設定してコンセントにコードを差し込む「感電自殺」だった。故人は20歳になったばかりの大学生。前日に友人らと浴びるように酒を飲み、酔っ払った状態で行動に至ったらしい。部屋の中には『完全自殺マニュアル』という自殺の方法が網羅された本があったことから、これが計画的なものであることは明らかだった。この手の本は、若くして自殺を選んだ故人の部屋によくあるものだ。

「感電死は痛みを感じることなく死ねる」「死体がきれい」という言葉を信じたのだろう。しかし、我が子がそこまで入念に準備をして死を選んだ事実を知った両親の気持ちを思うと言葉にならない。

息子と連絡がつかなくなったことから不審に思い、最初に現場へと駆けつけたのは母親だった。あまりのショックに倒れてしまい、今は入院しているという。依頼の電話をかけてきた父親は電話の向こうでは至って冷静に状況を説明していたが、自分よりも先に我が子を亡くして、しかもそれが自殺ときたら、本当は今にも泣き崩れたい気分だろう。


清掃後、故人の遺品を手渡すと、父親は気丈にふるまい「このたびはありがとうございました」と深々と頭を下げた。妻が倒れてしまった今、家族を支えるのは自分しかいないと躍起になっているだろうことが、父親の震える手を見れば一目瞭然だ。限界のところでなんとか心を保っているのだろう。

「お父さん、そんなに気を張らなくていいんですよ。私たちの前でだけでも、思う存分に気持ちを吐き出してください」

静かにそう言うと、父親が堰を切ったように泣き出した。遺品のなかには、故人が大切に飾っていた家族写真があったのだ。それを握りしめ、嗚咽まじりに父親が話しだす。

「大学生になって、一人暮らしを始めて、頑張っていると思っていたんです。息子の異変にまったく気づいてあげることができなかった私は親失格です。どうして……どうしてこんなことに……できることなら時間を巻き戻したい……死ぬなと言ってやりたい……」

どんな言葉も気休めにしかならない。私たちはただただ、父親の涙と遺品を交互に見ることしかできなかった。

生きたいと願いながらも命を落としていく人がいる一方で、自ら生きることを諦める人もいる。この仕事を始めてからというもの、命とは何なのかと自問自答しているが、明確な答えはいまだに出ていない。

「考え過ぎも良くない」

誰に言うでもなく車内で呟き、気持ちを切り替えようとタバコに手をつけたときだった。ダッシュボードに置いていたスマートフォンが振動した。ニュースの通知だ。「速報」と表示されたリンクをクリックして「やっぱり」と、ため息がこぼれる。

神奈川県在住の中国人男性が、武漢市から帰国後に新型コロナウイルス感染症を発症したという知らせだった。さらに、同居していた父親にも同じ症状が見られたという。日本にも、未知の敵がやって来たのだ。

「これは、覚悟をしたほうがいいかもしれない」

タバコを吸おうとしたことすら忘れ、関連ニュースを読み漁った。

まだ感染経路や対処法がまったく明らかにされていない謎のウイルスが、日本にやって来た。もう「対岸の火事」ではない。国内で感染が広がるのは、時間の問題だろう。そうなったときに、自分たちにできることは何なのか。これまでの知見を活かして、感染症対策を徹底していくことではないのか。

特殊清掃の現場は、常に感染症と隣り合わせだ。死体から滲《にじ》み出る体液や血液はもちろん、腐敗によって発生するウジやハエなどの害虫、ネズミなどの害獣も病原菌をもっている可能性がある。だからこそ、我々は常に感染しないよう対策を徹底しているのだ。これらの経験を、今こそ活かすときではないだろうか。

現段階で分かり得る新型コロナウイルスに関する情報を調べ上げ、一般の人でも実践できる感染対策を、自社のホームページ上にまとめる作業にさっそく取り掛かった。

その矢先のことだった。

1月28日、日本国内で新たに3例の新型コロナウイルス感染者が確認された。1人は奈良県在住60代の日本人男性で、1月8日〜11日に大阪から東京、12日〜16日に東京から大阪へ武漢市からのツアー客を乗せたバスの運転手を務めていたという。14日に違和感のある咳や関節痛の症状が出始め、陽性が判明した。日本国内で人から人に感染した初の事例であり、国内感染と思われる日本人の確認も初めてだった。それとは別で、武漢市から訪れた40代男性と40代女性の感染も確認された。このとき、中国本土での感染者は4000人以上、死者はすでに100人を超えていた。

そしてその翌日には、前述したバスの運転手とともにバスガイドとして同乗していた大阪府在住の40代女性の感染も分かったのである。

悪い夢だと思いたかった。

刻一刻と、新型コロナの影は我々の生活へと忍び寄っていたのである。そして、その影は想像よりも早く日本を覆い尽くすこととなる。そう、世界中に衝撃を与えたあの豪華客船が、悲劇の幕開けだった。

絶望の淵への誘い

ピラミッド状に積まれたグラスの頂上からシャンパンが注がれ、人々が歓声をあげる。日夜繰り出されるシェフのクッキングショーや、次々と始まる華やかなレクリエーションの数々――。そんな非日常が味わえる18階建ての大型客船「ダイヤモンド・プリンセス号」は、まさに海に浮かぶ高級ホテルだ。そこが一転して孤城になってしまうとは、誰が想像しただろうか。

乗客2666人、乗員1045人を乗せて船が横浜港を出港したのは1月20日。「初春の東南アジア大航海16日間」と銘打たれたツアーは鹿児島、香港、ベトナムのチャンメイとカイラン、そして台湾のジーロンを巡ったあとで2月1日に那覇に寄港し、再び横浜に帰って来るというものだ。豪華客船にしては比較的リーズナブルな価格だったため、日本のみならず海外からの観光客も多く参加した。とりわけ、定年を迎えてリタイア後の人生をこれから楽しもうという60歳以上の人々が乗客の8割を占めていたという。

ところが、2月2日、事態は急変する。

1月25日に香港で下船した80代男性が新型コロナウイルスに感染した知らせが入ったのだ。もうあとわずか数日でクルーズのフィナーレを迎える頃だった。

すでに彼の下船から1週間は経過している。ウイルスは1~2週間の潜伏期間があるといわれていることから考えると、すでに船内には新型コロナウイルスが蔓延している可能性が高い。知らせを受けたダイヤモンド・プリンセス号の船長と船の運営会社、厚生労働省との協議の結果、那覇には回らず、横浜港で検疫をやりなおすことが決まった。

「これからまだまだ増えるのではないか」

速報を見ながら、大きな不安が私の心に影を落とした。なにせ「豪華客船」だ。船内にはブッフェスタイルのレストランを始め、サウナやジムなど、乗客同士が接触するポイントはごまんとあった。逆にこの状態で感染者がいなかったとしたら、それはそれで不思議なくらいだ。

2月3日、横浜港に到着したダイヤモンド・プリンセス号に横浜検疫所の検疫官が乗り込み、3711人（乗客のうち日本人は1281人）もの乗員乗客に対する大掛かりなPCR検査が始まった。そして翌日、検査結果の第一報を受けた関係者の間に衝撃が走る。31人中10人の陽性が判明したのだ。

これを受け、日本政府は「乗客乗員を直ちに全員下船させる」のではなく「無症状の乗客乗員は全員隔離」という方法を選択した。この対応に国内をはじめ海外メディアは批判の嵐だったが、3711人をすぐに受け入れてくれるホテルが見つからなかったのである。まして、今は陰性でもその中のうち誰が発症するかも分からない。横浜港に寄港していることで、ただでさえ周辺住民から不安の声があがっているのだから、ホテルの近くに住む人々も反対するに違いなかった。

よって、乗客たちはそれぞれ船室に閉じ込められ「今後2週間は一歩も外に出ないように」と、告げられることとなる。ダイヤモンド・プリンセス号はこのときから豪華客船ではなく「隔離施設」となってしまったのだ。

感染者はこの先も増え続ける。

報道を見ながら、私の懸念は確信に変わった。隔離された乗客の対応をするのは、ウイルス対策にまったく明るくない一般の乗組員だ。ここまで感染が広がった船内には、きっとウイルスがすでに蔓延していることは誰の目にも明らかだ。その中を、知識もない人々が間違った認識で対応に当たれば……最悪のシナリオしか見えなかった。まして、この頃はまだ新型コロナウイルスが何なのかがほとんど明らかになっていない。有効な手立てはあるのか、正解が何なのか、誰にも分からなかったのである。

そしてその考えは的中した。

2月7日には41人もの陽性患者が報告され、それからさらに3日後には感染者は新たに65人にものぼったのだ。その後も、数は増え続ける。次第に隔離中の乗客がSNSを使って現場の実情を発信するようになった。なんでも、とにかく医者が足りず、厚生労働省や自衛官などが参加するも、広い船内ではすぐに往診することがなかなか叶わないのだという。まして、相手は見えないウイルスだ。少しの咳や体調の変化で「もしかしたら自分も……」と不安にさいなまれ、必要以上に医師にすがる人もいたのではないか、と推測された。

さらに深刻だったのは「薬不足」だ。1週間が経過する頃、隔離中の乗客のなかからは持病の薬が切れてしまい、焦りや不安の声もあがり始めていた。なにせ高齢者が多い船内。高血圧症や糖尿病など、さまざまな薬を服用する乗客は決して少なくなかった。

そうした乗客たちは、運行会社が用意した書式に薬の要望書を書き国土交通省を通じて厚生労働省に提出。その数は約2000通にのぼったという。そして糖尿病治療薬のインスリンなど「急を要する」と判断された約750人分の薬が先に船内に持ち運ばれるも、乗客の手元に届いたのはおよそ半分だった。薬の種類は一歩間違えれば大変なことになってしまう。医師であれば慎重になるのが当然だろう。「この持病をもつ人には本当にこの薬でいいのか？」と処方前に入念なチェックが行われ、さらに服薬指導も入ることで、届けるのに時間がかかってしまったのだ。このとき、厚生労働省の災害派遣医療チーム（DMAT）などから医師29人、看護師18人、薬剤師12人が徹夜で支援に当たっていたが、それでも現場は混乱に陥っていた。

油性ペンで「しんこく　くすりぶそく」と書かれたベッドシーツを窓から垂らす人の様子は、各メディアの格好の餌食となった。加えて、要望書には「薬不足」のほかにも「シーツの交換や掃除が1週間近くされていないこと」なども書かれていた。乗客のなかにはメディアの電話インタビューに応じる者も出始め、「テレビでは、薬が届けられたとか食事は十分にあるといった報道がされているが、実際は違う。いまだに薬は届かないし、カウンセラーは外国人の乗客専用で英語での対応。提供される食事もステーキなどが多く、高齢者が食べ切れるものではありません」といった、船内の実情が報じられるようになった。「乗客の方々の安否が心配ですね」「日本の危機管理能力が問われますね」など、ワイドショーのコメンテーターは澄ました顔で好き勝手な発言を続けた。

「薬不足なんて、令和の時代とは思えませんね」

事務所で一緒に報道を見ていた社員の山口が呟く。

「こうなると、新型コロナ以外の病気で命を落とす人が出かねないな」

「そうですよね。持病が悪化してから搬送されることが決まって、病院に着く頃には……なんてことも、あり得ますよね」

「あんまり物騒なこと言うなよ。そうならないように、DMATの人たちが頑張っているんだろう」

「すみません……」

「とにかく、これ以上事態が悪化しないといいが……」

そう願うものの、状況は悪くなる一方だった。

2月13日には、神奈川県に住む80代の女性が新型コロナウイルスによって死亡したニュースが日本中を駆け巡った。さらに17日には、神奈川県相模原中央病院に勤務する40

代の女性看護師の感染も発覚する。彼女が死亡女性の看護を担当していたという事実も明らかになり、より国民は報道に釘付けになった。加えて、ダイヤモンド・プリンセス号に派遣されていた厚生労働省職員の感染も発表されたのだ。人から人へと、どんどん拡大していっていることは紛れもない事実である。少し不謹慎に思われるかもしれないが、まるで映画を観ているかのようだった。実際に起こっている出来事のはずなのに、展開が早過ぎて、あまりに現実味がなかったのである。おそらく、ほとんどの人は同じようにどこか別の世界で起きていることのような感覚があったのではないだろうか。

さらに最悪な事態は続く。

感染症を専門とする神戸大学の岩田健太郎教授が「船内はものすごく悲惨な状態です」などと、船内の感染対策の甘さを指摘する動画を、2月18日夜にユーチューブ上にアップしたのだ。彼は、DMATとともに乗船していた。

「船内では、ウイルスがいないゾーンとウイルスがいる恐れがあるゾーンとが区別されていないため、どこが危なくてどこが危なくないのかが、まったく分からない状態」

「発熱している人が自室から歩いて医務室に行っているので、感染拡大のおそれがある」

「船内にはプロの感染対策の専門家が一人も常駐していない」

など、同じ内容の動画を英語バージョンでも投稿した。その後、岩田教授の行動の是非を巡っては「彼は2時間ほどしか船内にいなかった」とか「実際の状況と大きく異なっている」といった声もあがり、20日には動画が削除されたので本当のところは誰にも分からない。


しかしこの話題は日本のみならず、海外でも大きく取りざたされてしまった。

「日本政府は何をしているんだ」

「本当に適切な感染症対策は行われているのか」

「ちゃんと正しい情報を出してくれ」

批判の声は日に日に増していく。しまいには、もうまかせられないと思われたのだろう、アメリカやカナダなど13の国と地域が自国民を帰国させるためにチャーター機を手配するまでになってしまった。

どれほどの事態になっているのだろうかとインターネットで海外のニュースを検索すると、そこには目を疑うような動画がアップされていた。ヨーロッパのとある地域で日本人が経営している店に石を投げつけている人物が写っていたのだ。ＳＮＳではほかにも無策な日本を揶揄する投稿がたくさんあがった。

「なんだこれは……」

スマートフォンを握りしめ、呟く。確実に、日本は「悪」と見なされてしまったのである。こんな悔しいことはない。まさに絶望の淵に立たされている気分だった。

さらに日本の対応が批判されたのは、厚生労働省の発表だった。ホームページ上で

「健康観察の開始から14日目となる2月19日までの間、発熱・呼吸器症状等の症状がなく経過し、ウイルス検査で『陰性』であることが確認された乗客については、（中略）新型コロナウイルスに感染しているおそれはないことが明らかであることから、（中略）日常

の生活に戻ることができるものと考えています」（厚生労働省ＨＰ）

と、公開したのである。つまり、船内の自室で隔離したことは感染対策としては正しく、陽性反応が出なかった乗客に関しては帰宅してよいという判断を示したのだ。

下船を許された人々のもとには「陰性だったため検疫所長より上陸が許可されました」などと書かれた「許可証」と「健康カード」なるものが配られた。そこには

＊一般的な衛生対策を徹底してください。（一部略）
＊健康状態は毎日チェックしてください。
・毎日、体温測定を行い、発熱（37・5℃）の有無を確認してください。
・咳や呼吸が苦しくなるなどの症状の有無を確認してください。
・厚生労働省（又は保健所等）より、定期的に電話・メールであなたの健康状態を確認させていただきますので、確実に連絡のとれる連絡先をご記入し、下船時に検疫官に提出してください。

＊咳や発熱などの症状が出た場合・そのような場合には、学校や会社を休み、不要不急の外出を控えてください。やむを得ず外出する場合は、必ず、公共交通機関の使用は控えてください。

・マスクを着用し、あらかじめクルーズ船「ダイヤモンド・プリンセス」に乗船していたことを電話連絡し、すみやかに医療機関を受診してください。

・受診した場合は、厚生労働省健康フォローアップセンターにご報告ください。

（小柳 剛著・『パンデミック客船「ダイヤモンド・プリンセス号」からの生還』・ＫＡＤＯＫＡＷＡより一部引用）

といったことがずらずらと書かれていたそうだ。

そして2月19日から続々と検査で陰性が出た乗客たちがバスで横浜駅などに移動し、帰路についたという。この時点で陽性が確認されたのは検査をした３０１１人のうち、６２１人。そのうち無症状は約半数の３２２人だった。

しかし、海外諸国は違った。帰国後は14日間、国内施設や病院などで隔離するという万全の対応を多くの国が採ったのである。アメリカのニューヨーク・タイムズは

"Japan Lets Cruise Passengers Walk Free. Is That Safe?"
(日本がクルーズ船の乗客を自由にした。安全なのか?)

と、大きく報じた。そして、海外からの不安は最悪の状態で形になってしまうこととなる。船内で陰性と判断されて下船した日本人の乗客が、相次いで新型コロナウイルスに感染したことが判明したのだ。さらに、20日朝には乗客だった80代の男女2人が入院先の病院で新型コロナウイルスによる肺炎で死亡したことが報じられ、船内の医療体制に対する批判の声が増す。加えて外国人の乗客も帰国後に感染が確認され、オーストラリアでは1人が亡くなった。

「日本の対応が遅れたせいだ」
「本当に十分な感染防止策がなされていたのか」

次々とあがる怒りの声。さらには
「こんなに管理能力が低い国でオリンピックを開催してもいいのか」

「安倍総理大臣にとって栄誉あるものになるはずだったオリンピック・イヤーは汚された」

といった声まで聞こえ始めた。フランスのニュース週刊誌「レクスプレス」は、「コロナウイルス：ダイヤモンド・プリンセスの検疫は日本の失敗」と題する記事を掲載し、乗客の隔離が不完全だったことや乗員たちの管理が不徹底だったことなどを指摘した。「船は新型コロナウイルスの培養器となったと見る人々もいる」との言葉が、重たくのしかかる。

これまで「中国・武漢で発生したウイルス」だったものが「日本が感染拡大させたウイルス」に替わってしまったのである。

3月1日、ダイヤモンド・プリンセス号からすべての乗客・乗員が完全に下船したというニュースが流れる。このとき、すでに感染者の数は700人を超えていた。船内では、まごうことなき「パンデミック」が起きていたのだ。日本を批判する海外からの声は、絶えず続いていた。

そのとき、私の脳裏に過去の記憶がよぎった。

日本の威信を取り戻したい

今から10年前の8月、ある日のことだった。

当時、今とはまったく違った事業を経営していた私は、地元の飲食店で食事をしていた。店内の一角に設置されていた小さなテレビでは、戦争を特集した番組が放送されていた。ふと、隣のテーブルに座っていた7歳くらいの男の子が

「ねえ、戦争ってなに?」

と、両親に尋ねた。父親と母親は、真剣な表情で男の子に向かって語り始めた。私は思わず箸を止め、会話に聞き入ってしまった。もしもいつか子どもをもったときに同じ質問をされたら、自分は何と答えられるだろうか。今の今まで、自分は戦争に対して、戦争で亡くなった人たちに対して、思いを馳せたことなど一度もなかった。しかし、自分が今こうして平和な日本で生きられているのは、戦争というつらい歴史を乗り越えてきた人々が

いたからじゃないのか――。あまりにも無知な自分に愕然とした。

翌日の朝には広島行きの電車に乗り、自然と足は平和記念式典の会場へと向かっていた。原爆ドームの前で目を閉じ、戦争で亡くなった人たちのことを思う。

彼らがいたからこそ、今がある。

彼らの命や戦いの軌跡を、私たちは辿っている。

その瞬間、人生観が180度変わった。

若くして起業した私は、とにかく人よりも多く稼ぎ、いいものを食べ、いい車に乗り、豊かな暮らしをすることこそが幸せだと信じて疑わなかった。とにかく上にのぼりつめたい。それこそが人生の成功だとずっと思っていた。しかし、それは違った。人のために働きたいという思いが芽生えたのは、このときが初めてだったのである。

その後、すぐに会社をたたんだ私は静岡放送作成のドキュメンタリー番組『サヨばあちゃんの無人駅』という作品に出会う。

限界集落に住むサヨばあちゃんは一人で惣菜を作っては同じ地区に住むお年寄りにせっせと配って歩いていた。いつしか、サヨばあちゃんの存在は住民にとって欠かせないものとなり、妻に先立たれて孤独を感じていたおじいさんが、サヨばあちゃんとのふれあいをとおして笑顔を取り戻す様子も描かれていた。

衝撃を受けた。こんなにも人のために生きている人がいたのか、と。次の日からさっそく各市町村を訪れて高齢者たちが孤立しないよう話し相手になったり、時には町役場の人と対策を講じ合ったりする日々を送った。

そうして1年が過ぎた頃、特殊清掃という仕事と出会う。いつものように会うお年寄りから、弟が孤独死をしてしまったアパートの一室を片付けてもらえないかと依頼されたのだ。もちろん、当時の私に清掃の知識など一つもなかったが、困っている顔を見て断れるわけがない。「なんとかするから、心配しないで」と声を掛け、約1カ月をかけて部屋を元の状態に修復したのである。まったく知識がないなかでの作業だから、もちろん感染対策も不十分だったし、消毒方法も使う薬剤もすべてが非効率だった。終わったあとは身も心もへとへとだった。でもそのとき、心配そうに部屋に入って来たお年寄りが、涙を流して喜んでくれたのだ。

「ありがとう、ありがとう。あんたのお陰でちゃんと弟を見送ることができる。本当にありがとう」

しわしわの手で何度も私の手を握りしめ、「もういいから」と言ってもしばらくはお礼を言い続けていたお年寄りの姿が、しばらく頭から離れなかった。

自分がやるべき仕事はここにあるんじゃないだろうか。

かくして、リスクベネフィットは立ち上がったのである。

誰かのために生きる。

これが、私の信念だ。ならば今は、窮地に陥るダイヤモンド・プリンセス号のために、そして批判を浴び続けている日本のために闘うときだ。

ダイヤモンド・プリンセス号を救え

おそらく、人がゼロになった船内は、今後一斉消毒を開始するはずだ。そうなればこれまでの我々の経験を活かし、貢献することができる。しかし、当然ながらダイヤモンド・プリンセス号とのつながりは持ち合わせていない。どうすれば自分の存在を知ってもらうことができるのか。そんなときに朗報が入った。

「最高の技術で船内の除菌、消毒を請け負ってくれる業者を世界中から求める」

船の運営会社が業者を一般公募したのだ。しかし、さまざまな消毒会社がこれを断ったのだという。無理もない。新型コロナウイルスの除菌、消毒方法なんて誰にも分からない。どれほどの威力をもっているのか、どうすればガードできるのか、その時点で答えは誰も分かっていない。そんななかで、パンデミックが起きた船内に突入するなんて、物理的にも心理的にもストレスの大きい依頼であることに間違いはないからだ。

しかし、私はなんとしてでも選ばれたかった。これまでの仕事はもしかしたらこのためにあるのではないかとすら感じた。すぐに社員を集め、もしもダイヤモンド・プリンセス号に乗るとなったらどのように除染をするのか、それはどのような効果があるのかを話し合った。そして、私たちのこれまでの活動内容と併せてレポート用紙にまとめて提出したのである。

ところが結果、落札したのは災害復旧作業を専門にしているアメリカの大手「ベルフォア」だった。2011年に発生した東日本大震災での実績ももっている。これ以上にない技術力を前に、太刀打ちする術などなかった。そしてこれは、事実上、我々への戦力外通告のようにも受け取れた――がっくりと肩を落とす私に、社員が声を掛ける。

「自分たち、まだまだ頑張ります。次に何かあったときには真っ先にうちの会社の名が挙がるよう、技術を磨きます」

「そうだな。まだまだできることはあるはずだ」

自分に言い聞かせるように、何度も何度も心のなかで呟いた。

それから数日経っても、相変わらず感染者は増え続けていた。報道を見るたび、自分の無力さを痛感する日々。そんな私に一本の電話が入る。画面に表示されているのは、見知らぬ番号だ。事故現場の清掃依頼だろうか。咳払いをし、通話ボタンを押す。

「……はい」

「惟村さんでしょうか」

「そうですが」

「私、ユニゾンという特殊清掃会社の提携先で働いている小西と申します」

「ユニゾン……ああ、大竹のところの」

「ええ、そうです」

1年ほど前、24歳の大竹亮輔が立ち上げた特殊清掃会社「ユニゾン」。大竹は私もよく知っている人物だった。しかし、なぜこの小西という男が電話をかけてきたのだろうか。

「実は今、ダイヤモンド・プリンセス号の除菌・清掃依頼をユニゾンが受けているんです」

「それはベルフォアUSAが受けたんじゃ……」

「はい。でも、ベルフォアだけでは船室を清掃するのが手一杯で、人手が足りないということでユニゾンに声が掛かり、さらにそれでも手が足りずに私のもとにも連絡がきました。ほかに手を挙げる業者がなかなか見つからないみたいで……」

小西の声は少し震えていた。感染リスクがまったくないとは言い切れない、覚悟が必要な現場だ。おそらく人数確保のために同業者に何人も声を掛けてきたが、断られ続けたのだろう。小西は続ける。

「どうしても私の人脈だけでは人手が足りません。でも、同業者の人たちが口を揃えて『惟村さんが適任だ』というんです。大竹さんも『惟村さんならきっとなんとかしてくれるはずだから』と。どうか、力を借りることはできないでしょうか。惟村さんの力が必要なんです」

頭を下げんばかりの勢いだ。電話を握る手に力が入る。答えは決まっている。

「当然です。うちでよければ、力になります」

私があまりにもすぐに了承したからか、小西は一瞬戸惑いの声をあげた。

「えっ」

「なんとしてでも、私たちの手で汚名返上しましょう。そして、日本はやっぱりすごいんだということを、世界に知らしめましょう」

「……ありがとうございます!」

迷いはなかった。否、あるはずがない。

電話を終えた私に気づいた社員の山口が

「行くんですね」

と、声を掛けた。

「当たり前だ。特掃隊にも声を掛ける」

山口は大きくうなずいた。

特掃隊——私が全国の同業者に声を掛けて結成した特殊清掃チームだ。

特殊清掃が社会に認知されだしてから「流行《はや》っているから」「なんとなくキワモノ感覚で面白がってもらえるし、ネタになるから」といった軽々しい気持ちでこの業界に足を踏み入れる人も増えた。ところが依頼をする一般の方からすれば特殊清掃は十把《じっぱ》一絡《ひとから》げ。どこに頼んでもやることは同じだと思われることがほとんどで、その結果「せっかく依頼をしたのに不快な気持ちにさせられた」と、特殊清掃という業界そのものに不信感を抱いてしまう人が増えてきたのだ。同時に、業界のルールや法令の制定が追いついていないばかりに、なかなか業務内容の改善がなされないのも特殊清掃業界の課題だった。このままでは、特殊清掃という仕事を正しく知ってもらうことができない——業界全体の質を上げ、より多くの方に満足度を高めてもらうため、困っている依頼者たちを一人でも多く救うために2019年6月に結成したのが「特掃隊」だった。

おそらく、ユニゾンの大竹が多くの人から私の名前を聞いたというのは、私がこうした独自の連絡網をもっていたからだろう。

「場所は横浜なので、周辺地域の人を集めるんですよね」

社員の問い掛けに、小さく横に首を振る。

「いや、できるだけ全国から人を集めたい。遠くても来てくれるという人間はいるはずだ」

「どうしてわざわざ……」

「今に分かる」

結果、約30人のメンバーが私の呼び掛けに応じてくれた。声を掛けたうちの誰もが「惟村さんが指揮を執るなら」と承諾してくれたことは、奇跡に等しいことだったと思う。そしてなにより、こんな形で「特掃隊」が集結することになろうとは、当時は考えもしなかった。今思えば、各人が命を捧げる覚悟で集ったこのときこそ、真の「特掃隊」が誕生した瞬間だったように思う。3月19日のことだった。

死と隣り合わせの現場へ

午前6時。初めて間近で見るダイヤモンド・プリンセス号は、まるで巨大な要塞だった。華々しさは消え、鬱蒼としたオーラをまとい、静かに海に横たわっている。

「これは集団感染が起きても不思議ではないな……」

思わず心の声が漏れる。この空間に、あれだけの人数が対策もそこそこに収容されていたら、何が起きてもおかしくはない。ここにはまだ、多くの人を恐怖に陥れたウイルスが蔓延しているかもしれない――ゴクリと唾を飲み込んだその瞬間、陽気な声が港に響いた。

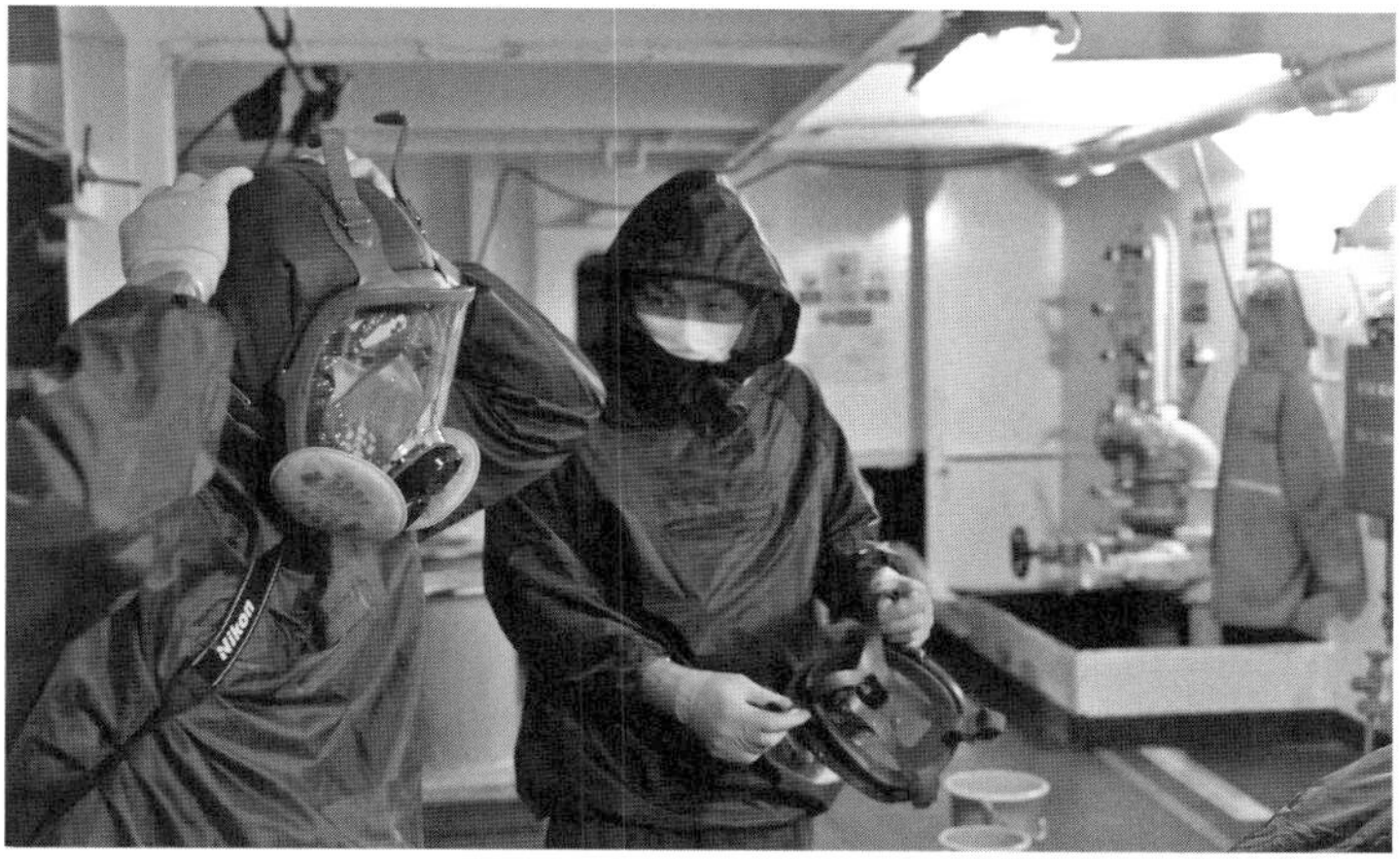

ダイヤモンド・プリンセス号での除染活動

「グッドモーニング!」

振り向くと、防護服に身を包んだ女性と思《おぼ》しき人が踊っていた。

あまりに現場に似つかわしくないその姿に、誰しもが目を見張った。マスクで表情はあまり読み取れないが、わずかに見える目は確かに笑っている。

「グッドモーニング!」

彼女はもう一度元気に挨拶をすると「返事は?」とでも言いたげに耳のあたりに左手をもってきた。

我々作業員はおそるおそる「グッドモーニング」と返す。まるで小学校の点呼だ。

しかし、このとき確かにその場にいた多く

のメンバーの緊張がほぐれたのを感じた。なるほど、彼女はこのためにわざとおどけているのかもしれない。

「私はルーシー。この船の責任者です。皆さん、今日は集まってくれてありがとうございます」

大げさなほどジェスチャーをとりまぜて話すルーシーは、さながらステージショーの司会のようだった。きっとこの人柄で、これまでも多くの乗客乗員を楽しませてきたに違いない。

ルーシーは私たちの顔を一人ひとり見つめると、ゆっくりと口を開いた。

「私は、この船を愛しています。そして、世界にいるたくさんの人を喜ばせることができる、この仕事が大好きです。これからも、この船でたくさんの国を巡って、世界中の人を笑顔にしたい。どうか、それが続けられるように、力を貸してください。よろしくお願いします」

深々と頭を下げたあとで再び顔を上げたルーシーの表情はよく見えなかったが、力強い声からは彼女の覚悟を感じた。

後戻りする気など毛頭なかったが、その言葉は私たちの士気を高めるのには十分過ぎるほどだった。環境や立場は違えど、仕事への情熱と向き合う姿勢は私もルーシーも同じだと思ったのだ。

遡ること1992年。

バブル崩壊で不況が深刻化する日本に、センセーショナルな事件が駆け巡った。カリスマ的人気を誇っていた尾崎 豊氏の死だ。とかく、この頃は異様なまでに国全体の気分が沈んでいたように思う。当時小学校4年生だった私にとって、不況はあまりぴんと来ていなかったものの、テレビをつければ暗い話題ばかりだったことはよく覚えている。

そんな沈んだムードのなかに希望の光をともしてくれたのが、バルセロナオリンピックだった。水泳・競泳女子200m平泳ぎで14歳の岩崎 恭子氏が金メダルを獲得したのだ。競泳史上最年少の世界王者は、またたく間にお茶の間の話題をさらった。同年代の彼女の活躍は、静岡で代わり映えしない毎日を送っていた私にも大きな衝撃を与えた。テレビにかじりつくようにして、1位になった瞬間を何度も何度も見返した。

「今まで生きてきたなかで、いちばん幸せです」

そうはにかむあどけない彼女の姿に心が震えた。自分も何者かになれるのかもしれない。努力はいつか形になる。年齢は関係ない――体の奥底から込み上げる、言いようのない感情は今でも鮮明に思い出せる。彼女の存在に、一体どれほどの日本人が勇気をもらっただろう。

あの頃の岩崎恭子選手のように、私も仕事を通して日本に希望を与える存在になりたい、その熱い想いが目の前にいるルーシーの熱意とシンクロした。

5日間の闘い

全長290mの豪華客船は、中に入るとよりその巨大さを感じさせた。まるで迷路のように入り組んだ船内は、自分の現在地がどこなのか分からなくさせる。数カ月前、ここで確かにたくさんの人々の歓声がこだましていたはずなのに、その痕跡など1ミリたりとも残っていなかった。照明はわずかな場所しかつかず、しんと静まり返った薄暗いその空間では、豪華なオブジェの数々も表情を失い、無機質な物と化していた。

医療用の防護服を身にまとい、レストランや映画館、屋内プールなどひたすら除菌と消毒作業を繰り返すが一向に終わりが見えない。

タイムリミットは3月24日。私たちには、あと5日しか残されていない。ただひたすらに、見えない敵と向き合い続ける日々が続く。しかし、最もつらかったのは防護服を着ての重労働だった。ただでさえ空調がきいていない船内での作業は、真夏の自殺現場を思わせた。次から次へと流れる汗が視界をさえぎる。1時間もすれば防護服の中は見事なまでに汗でぐっしょりと濡れてしまうため、下船をしては着替えて、また船内に戻るといった動作を何度も繰り返した。それだけで、体力は奪われる。

私たちを疲弊させたのは、それだけではなかった。

私たちはCDC（米国疾病予防管理センター）、WHO、そして厚生労働省の3つの公的機関が認定した新型コロナウイルスの対策方法に則って慎重に作業をしていた。しかし、その一方で厚生労働省をはじめとする省庁から現地視察にやって来た職員のなかにはスーツを着たままで救援作業をしようとする者がいたのだ。多くの人には、見えない敵と対峙する怖さが伝わっていなかった証拠であり、それほど現場が混乱をきたしていたということだろう。そんな現場を見るたびに「こんなに必死になって対策に当たっているのに……」と、どうしても虚しい気持ちになってしまうのだった。

それでも私たちは前を見て終わりに向かって突き進むしかなかった。

すべての作業が終わりを迎える頃には、タイムリミットの24日、17時をまわっていた。なんとかルーシーとの約束を果たしたのである。

防護服のまま下船し、後ろを振り返った。最後にもう一度、その姿を目に焼き付けておこう。巨大な敵を前に、なんとか打ち勝ったことを覚えておこう。

すると、真っ暗だったはずの船内に、ポツポツと明かりが灯りだした。ダイヤモンド・プリンセス号が、ようやく輝きを取り戻しているようにも見えた。そして次の瞬間、私の心は抑えがたい喜びでいっぱいになる。

［#］［A］［R］［I］［G］［A］［T］［O］［J］［A］［P］［A］［N］［♡］

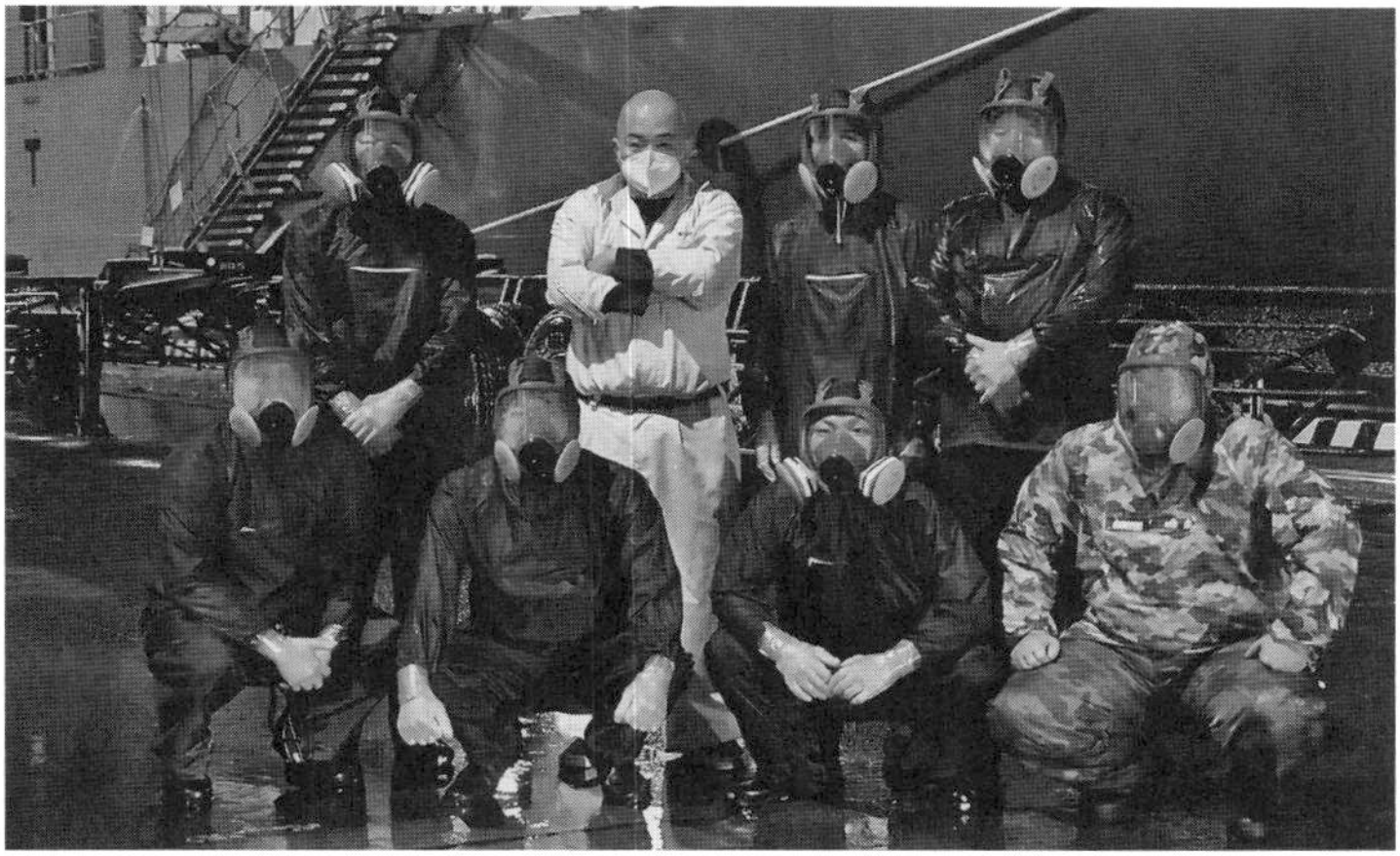

ダイヤモンド・プリンセス号での闘い

窓に光を灯して文字を作り、メッセージを伝えてくれたのだ。ルーシーをはじめとするこの船のスタッフたちは最後までエンターテイナーだった。

25日にはダイヤモンド・プリンセス号を所有しているプリンセス・クルーズがＦａｃｅｂｏｏｋ上でこんなメッセージを投稿していた。

「これまでダイヤモンド・プリンセスにご乗船されたお客様並びに乗務員へご支援いただきました全ての皆様に心より感謝いたします。

また、皆様からの心温まる応援メッセージにも心より感謝いたします。ダイヤモンド・プリンセスの乗務員だけでなく、プリンセス・クルーズの全スタッフにとって大変勇気づけられるものとなりました。

本日3／25（水）にベルフォア（Belfor）USA社とともに実施したダイヤモンド・プリンセス船内の清掃および消毒作業が完了いたしました。

この後ダイヤモンド・プリンセスは、お客様および乗務員用の新しいマットレスやリネン等をはじめとする資材の搬入および改修作業が行われます」

彼らなりの感謝の伝え方を前に、我々はこの闘いに打ち勝ったのだということを実感した。日本の特殊清掃の技術が認められた瞬間でもあった。

しかし、闘いはこれで終わりではなかった。

否、ここからが本当の始まりだったのである。

第2章

特殊清掃依頼、1日最大300件
感染拡大でパニックに陥った日本

大スターの死

3月30日の朝、ショッキングなニュースが日本を震撼させた。メールチェックをしながら、仕事の準備をしていたときだった。何気なくつけていた朝の情報番組から、速報音が聞こえた。慌ててテレビに目を向けると、そこには目を疑うようなテロップが表示されていたのである。

「タレントの志村けん氏が新型コロナウイルスによる肺炎で3月29日午後11時10分、死去。享年70歳」

確かに彼は3月25日に感染したことが発表されたが、それからわずか数日でまさかこんなことになるとは——速報を受け、朝のワイドショーではたくさんのコメンテーターたちが声を詰まらせていた。夢のなかにいるのではないかと思いたかった。しかし、ニュースサイトの速報を知らせる通知が怒濤のようにスマートフォンに押し寄せたことで、紛れもない現実なのだということを思い知る。

「どこもかしこも同じ速報ばかり出しやがって……」

誰に言うでもなく呟くと、スマートフォンをソファに投げ捨てた。

今は見たくなかった。

「だいじょうぶだぁ」「変なおじさん」「アイーン」……彼のギャグを学校で披露するとたちまち人気者になれた。手が届かないほどの国民的大スターにもかかわらず、その親しみやすいキャラクターから、多くの子どもは「近所のおじさん」のように身近に感じていたことだろう。私もその一人だった。だからこそ、突然の訃報を信じたくなかったのである。

ダイヤモンド・プリンセス号の現場を経験した人間として、なにより特殊清掃の専門家として、決して今回のウイルスを軽く見ていたわけではない。むしろ、当初から誰よりも危険視していた。ところが、志村けん氏の訃報は、新型コロナと死が隣り合わせであることを改めて私に痛感させる出来事だったのだ。

「知っている人が変なウイルスに殺されることは、こんなにもつらいんだな」

胸の中を空っぽにするように、わざとらしく大きなため息をついた。

東京都では新規感染者が68人と、過去最多数を記録していた矢先の出来事だった。

パニックに陥った日本

テレビをつけても、SNSを開いても、志村けん氏を悼むコメントで溢れた。同時に
「新型コロナウイルスって、思っていたよりずっとやばいんじゃないか」

「ただの風邪だと思っていたけど、違うのかも?」

「まだ死にたくない」

といった意見も増え始めていた。ダイヤモンド・プリンセス号の報道で、多くの人は新型コロナウイルスに対し「大変なことが起きている」「恐ろしい」と感じる一方、まだまだどこかひとごとのように考えることが多かったように思う。しかし、彼の死によって新型コロナウイルスと死が結び付いた人はどうやら私だけではないようだった。

「新型コロナウイルスで誰もが死ぬ可能性がある」
ようやく、国民のなかに共通の認識が生まれた瞬間だった。

さらには、志村氏の兄が「感染を防ぐために顔を見ることはできなかった」「骨を拾うことさえできなかった」などと語ったことで「新型コロナで亡くなると最期を見送ることすらできなくなる」という事実を初めて知り「死なないために気をつけよう」「家族にうつさないために気をつけよう」と、意識が切り替わった人も多かっただろう。

各都道府県からは外出自粛要請や東京都への往来を控える通達も出始め、不穏なムードが漂い始めていたときでもある。「外出自粛要請によって結婚式を延期することになりました」といった声も聞こえていた。

さらに、異常事態は続く。志村けん氏の死によって感染を恐れた人たちがマスクをどんどん買い占めたがために、店頭に「マスクの入荷はありません」と張り紙を出す薬局も増えていた。日本国民は皆、見えない新型コロナウイルスとどう対峙していいのか分からず、パニックに陥ってしまったのだ。

私たち宛に殺到した問い合わせの数が、それを物語っていた。

「布マスクと不織布、どっちのほうが感染対策に向いていますか」

「消毒液は何が一番有効ですか」

「どうすれば新型コロナウイルスに感染しませんか」

どの業者よりも早くコロナウイルスに関する対策情報をホームページ上で公開していたので、検索でたどり着いた人々からの電話が鳴り止まなかったのだ。そこにはどうしていいか分からない、悲痛な人々の叫びが詰まっていた。

さらには、

「従業員がコロナに感染してしまったのだが、社内を消毒するにはどうしたらいいのか」

といった全国各地の企業からの問い合わせも増えてきた。皆、志村けん氏の死によってコロナを怖がるようになっていたのだ。感染対策の向上を考えるうえでは非常に喜ばしいことでもあり、しかし同時に恐れ過ぎて本来の目的を見失っているようにも感じられた。

報道では、マスクや消毒液を買い占める人々は「予防をする」ことよりも「とにかく手に入れて気持ちを落ちつかせたい」ことのほうを重要視しているように見えたのだ。

しまいには新生児が使うベビーガーゼを、布マスクを作成するために買い占める人、消毒に効果があるからといって哺乳瓶の消毒液を買い占める人も出始めた。ＳＮＳでは母親たちからの悲痛な声が飛びかう。あまりにも情報が錯綜し過ぎて、皆、判断力も低下していた。「自分が良ければそれでいい」という浅ましい考えが見えるようで、そうしたニュースを見るたびに胸が苦しかった。

傍観者のようになってはいけない。今は自分たちにできることを、ただひたすらに考えるんだ――そう言い聞かせる日々だった。

その頃、1日の問い合わせ数は優に３００件を超えた。朝9時から電話が鳴り始め、1件終わったらまた1件……と、それが19時頃まで続く。メールでの問い合わせも膨大で、一つひとつに対応していたら知らぬ間に空が白み始めていたなんてことが頻発した。手があいた社員は、依頼が来た企業の感染対策へと走り回る。

「惟村さん、これじゃ本業に支障が出ます」

次第に、社員の表情にも疲れが出始めていた。問い合わせの対応をするだけならまだよい。依頼をさばくには、明らかに人手が足りない。

「……よし、特掃隊に声を掛けよう。彼らは俺が信頼しているメンバーだ。消毒や除染の方法を聞かれてもきちんと対応できる。それに、ダイヤモンド・プリンセス号も経験している。全国各地の消毒依頼だってさばけるだろうから、もっとたくさんの依頼者を助けることができるだろう」

私の言葉に、社員が反応する。

「もしかして、ダイヤモンド・プリンセス号のときにあえて全国各地からメンバーを募ったのって、このときのためだったんですか……」

私は小さく笑って見せた。

「あの頃から、きっとこのままでは終わらないだろうとは思った。何かあったときのために、新型コロナの除菌・消毒の経験がある人が一人でも多いほうがいいに決まっている」

「『今に分かる』は、そういうことだったんですね」

「まあな。そうと決まれば、早く声を掛けるぞ」

「はい！」

とはいえ、内心では「まさか必要となる日がこんなに早く訪れるとは」という気持ちでいっぱいだった。事態はさらに悪化する——。私のなかに再びの不安がよぎった。

明日、死ぬ覚悟はあるのか

「うちの会社は、いつからコールセンターになったんだ？」

冗談を言ったところで誰も相手ができないほど、社員たちは電話対応に追われた。手があいた者は企業や施設から依頼を受けて消毒作業へと奔走する。いわゆる新型コロナウイルスの「第1波」と呼ばれるこの時期は、とにかくみんな未知の敵への耐性がなさ過ぎて、職場で1人感染者が出ると村八分のようになっていた。誹謗中傷を恐れる企業は消毒に敏感になり過ぎていたようにも見えた。

「社員が感染したら、いつまで休業したらいいのでしょうか」

「周りにはどう説明したらいいのでしょうか」

「消毒はどこまでやればいいのでしょうか」

電話やメールは、助けを乞う声で溢れていた。その間にも全国各地で感染者は増え続ける。ついには「夜の酒場には行かないように」「接待を伴う飲食は避けるように」といった行政からの自粛要請も出始める。

「このままじゃ済まないだろう」

連日の報道を見ながら、ずっと胸の内でつっかえていた言葉を、社員を前に思わず吐き出す。

「済まないというと?」

「この先もっと感染者は増える。こんなもんじゃない」

「なぜそう思うんですか」

なぜなのか——明確な理由は分からなかった。しかし、自分の直感が訴えていた。事実、世界各国でも感染者の増加が止まらず、多くの国が全面的あるいは部分的なロックダウン

（都市封鎖）を実施し、住民のすべての移動を厳しく制限していた。日本も只事では済まないだろうと思ったのだ。もちろん、これほど予想が外れてほしいと願ったことはない。

「……とにかく、次に備えてできることをやろう」

第1波がこのまま落ちつかなかったら、問題になるのは「人」の不足だと確信していた。ダイヤモンド・プリンセス号のときに生じた人材不足。同じようなパンデミックが次に起きれば、特掃隊だけでは人手が足りない。今のうちに、もっと現場で除染・消毒ができる人間を増やさなければ――そう考え、1週間ほど求人を出すと、またたく間に800人以上から応募が殺到した。

新型コロナウイルス発生からこの2カ月、勤め先の経営が悪化して解雇されたり雇い止めにあったりした人は全国で1000人あまりにのぼっていたのだ。特に、海外からの観光客が大幅に減少してしまった観光業や宿泊業、夜の酒場への自粛を要請されて客足が遠のいてしまった繁華街の経営者たちは頭を悩ませていたはずだ。

事実、応募者のなかには、

「うちの社員を働かせてもらえないか」

と言うホストクラブの経営者もいた。

「社員さんは、感染症対策の知識や経験はおありですか」

電話で尋ねると、相手は大真面目に言う。

「そりゃあ、ボーイとして毎日テーブルやドアをアルコールスプレーで拭いてますから。問題ないです、やれますよ。うちの社員は体力もありますから、きっと向いていると思います」

予想はしていたが、その返事にまるで風船がしぼんでしまうかのように落胆した。大きく深呼吸をしてから努めて冷静にふるまう。

「社長さん、いいですか。確かに日常の衛生管理だったらそれでもいいかもしれません。でも、新型コロナウイルスは違うんです。世界中でたくさんの人類を殺しているんですよ。そんな敵に立ち向かうには、生半可な気持ちではダメなんです。向いている・向いていないとかの話じゃない。自分を犠牲にしてでも国民を守るためにともに働けるか、ということなんです。その覚悟がない方には、お願いができません」

「なんだよ、人手が足りないんだろ？　こっちだってお偉いさんが夜の街に行くななんて言ったもんだから、スタッフの仕事がなくなっちまって困ってんだ。ウィンウィンってやつだろうが。こんな非常事態にきれいごと言ってんじゃねえよ」

「うちは職業安定所じゃないんですよ。誰でもいいから人が欲しいと言っているわけでもない。命を懸けてでも新型コロナウイルスと闘ってくれる人を求めてるんです」

「社員1人や2人の命くらい、別にくれてやるよ」

「そういう意味ではありません。とにかく、応募していただいたのに申し訳ないですが、今回は見送らせてください」

「なんだよ⁉　うちは雇えないって言うのかよ！」

「はい、雇えません」

「ふざけんじゃねえぞ！　覚えてろよ！」

暴力団組員そのもののような怒鳴り声を上げると、電話は切れた。ふぅ、とため息をつくと近くにいた社員が「またですか」と困ったように笑う。

そう、こんな電話は1本や2本ではなかったのだ。応募者の半数は「仕事がなくなったから働かせてほしい」と藁《わら》にもすがる思いで問い合わせをしてきた人たちだった。あるいは「命懸けということはそのぶん給与も高い。今働いているところよりも稼げるなら」といった理由で連絡をしてくる人もいた。しかし、働ければ誰でもいいわけではない。単なるアルバイトとはワケが違う。冷静に現場で行動する判断力、周りと協力し合って仕事をするコミュニケーション力、素直に指示を聞き入れる柔軟性、そしてなにより命懸けで現場に向かう覚悟、そのどれかが欠けていては、この仕事は務まらない。

さらにこんな問い合わせもあった。東京で寿司店を経営する男性からだった。

「私をなんとか働かせてください。なんでもやりますから、どうかお願いします」

男性はホストクラブの経営者とは打って変わって、非常に腰が低い。それでいて声に力がこもっていた。

「仮にチームの一員になったとして、その間、お店はどうするんですか」

私の問いに、男性はしばらく押し黙った。そして、しばしの沈黙のあとで声を振り絞るように言った。

「……店は、もう閉めるんですよ」

「え?」

「ニュースじゃ、飲食店は悪者じゃないですか。やれ会食がダメだ、やれ向き合って食事をするのがダメだって制限ばかりが設けられて……うちみたいなカウンターの寿司店はねえ、そんなこと言われたら商売にならないんです。おかげでこの2カ月は売上ガタ落ちですよ。このまま赤字が続いたら、確実に店は潰れます。もう、お先真っ暗なんですよ」

男性は嘲笑したが、その声はどこか寂しさを物語っている。

「そうでしたか」

返す言葉が、見つからなかった。新型コロナウイルスの感染者や恐ろしさが声高に叫ばれる報道の隅では、この時点ですでに6社の飲食店が事業を停止し法的手続きの準備に入ったことが明かされていたのだ。法的手続きをとらずに閉店した飲食店は数えたらきりがないだろう。そして、この倒産数は今後も間違いなく増えていき、倒産数の増加に比例して、自殺者数が増えることも懸念されていた。

「私は、新型コロナウイルスという正体不明のよく分からん敵が大嫌いなんですよ。店や従業員の仇を討ちたいんです。こんな奴に自分たちの大切な居場所を奪われて、黙って指を咥《くわ》えて見ているなんて、ごめんなんです」

男性は語気を強めて続ける。

「だから、どうか私をチームに入れてください。コロナをやっつけさせてください。このまま泣き寝入りなんて、絶対にできないんです。どうか、どうかお願いします」

「……すみませんが、それは……できません」

一語、一語を確かめるように、ゆっくりと話した。

「お気持ちは確かによく分かります。でも、私たちはコロナが憎くてこの仕事をやるわけではありません。あくまでも『困っている人のため』に働きます。命を懸けて日本の尊厳を守るために働きます。それは仇討ちとは違うんです。特殊清掃という仕事は、私情をはさんではいけないんですよ」

私の言葉を遮るように「でも」や「それは」と精一杯反論をしようとしていた男性も、最後まで話を聞くと「分かりました」と、力なく電話を切った。

もしかしたら、この男性には判断力もコミュニケーション力も柔軟性も備わっていたのかもしれない。しかし、「人のために働く」という意志が見えなかった。

私が欲しているのは、自分の命を投げ出してでも目の前にいる人のために、誰かのために、必死になって働ける人なのだ。

誰かのために働くということ

この頃、すでに全国の病院は新型コロナウイルスの感染者の対応に追われていた。重症者には人工心肺装置ＥＣＭＯ（体外式膜型人工肺）を導入するのだが、これを使うと集中治療室のベッドがどんどん埋まってしまう。しかし、病院は新型コロナのためだけにあるのではない。日夜、さまざまな症状を抱えた患者が訪れるのだ。「この患者にＥＣＭＯをつけるべきか」「こちらの患者を優先すべきか」と、事実上の「命の選択」を迫られてしまうのである。人を助けるために医療の道を志した人々にとって、この環境がどれほどにつらく苦しいものか。皆、ギリギリの状態でなんとかもちこたえていたと聞く。

そんななか、4月7日、福井県に全国初の軽症者のための宿泊療養施設が開設された。学校の授業や合宿、一般団体の研修などで利用されている施設を利用したものだ。福井県では4月に入って感染者が急増したことから、医療が逼迫《ひっぱく》したときのことを考えての行動だったのだろう。そのスピーディーな対応は、全国から注目を集めた。

さらに、一度は看護師という仕事そのものから退いたものの、現場で奮闘する医療者への申し訳なさと何もできない歯がゆさから、看護協会からの応援要請に応え、自ら壮絶な現場へ志願をした人々もいたらしい。

これだけ多くの人が、苦しんでいる人のために闘っている――。

「私も今よりもっと力を尽くしたい。自分には何ができる？　少しでも現場の環境を良くするために何ができる？」

そう自問自答を繰り返した。そして、今の自分に求められていることはやはり、できるだけ多くの人を集めて迅速に消毒や清掃に当たることだと改めて思った。

時間はない。こうしている間にも、ウイルスは増大していく。早く、早く形にしなければば……！

新型コロナウイルスは人を「悪」にした

応募者のなかからようやく100人ほどに人材を絞り終えたあとに待っていたのは、物資不足だった。

相変わらず、マスクが足りないのだ。マスクを買い求めるために人々が行列をなす日が来るなんて誰が想像しただろうか。インフルエンザが流行する冬場でさえ、こんなことにはなっていない。異常事態だった。来る日も来る日も張り出される「マスクの入荷は不明です」という知らせ。オークションサイトやフリマアプリでは当たり前のように高額で転売される。まさに「マスク狂騒曲」だ。

消毒液不足も深刻だった。

2月は通常の約2倍、3月は2・5倍と生産量を増やしたと聞いたが、それでも供給が追いつかず、私たちのもとにも「飲料用のアルコールは消毒に使えますか」「中性洗剤を薄めたら大丈夫ですか」といった問い合わせが相次いだ。ネット通販ではマスクや消毒液の価格が高騰したが、それでも買う人が後を絶たない。だから余計に転売屋が味を占めるのだ。そして「不足している」と聞けば聞くほど、なんとかして手に入れたいと思うのが人間の性《さが》というものなのだろう。

ふらりと近所のドラッグストアに立ち寄ったときのことだった。相変わらず店頭やレジには「マスクの入荷は不明です」と書かれた紙がでかでかと貼られている。商品を選んでレジに向かおうとしたそのとき――店内のＢＧＭをかき消すほどの勢いで怒声が響いた。

「いつになったら手に入るんだ！」

声のするほうに目を向けると、おそらくマスクや消毒液が並んでいたであろう空になった棚の前で、高齢者の男性が杖を振り上げながら店員に怒っている。

「ですから、こちらとしても分からなくてですね……本当に申し訳ないのですが……」

店員は、あまりの声のボリュームにすっかり萎縮してしまったのか、ただひたすらに赤べこのように頭を下げるのみだ。

「本当は店が隠し持っているんだろう！」

「そんなはずがございません」

「実際は店の倉庫に山のようにあるんだろう！」

「本当に在庫切れなんです」

「私らみたいな高齢者はねえ、マスクがないと不安なんだよ！　もしもコロナに感染したら、この店は責任をとってくれるんですか⁉」

「いやそれは……」

「だったら早くマスクを出しなさい。本当に店にないのだとしたら、今からメーカーに電話をしたらいつ入荷できるか分かるでしょう」

「各メーカーも増産しているのですが、追いついていないんです。本当に申し訳ございません」

おそらく、このようなやりとりは今回が初めてではないのだろう。店員の目はすでにうつろで顔は憔悴しきっていた。マスクや消毒液不足が叫ばれてから、同じような罵声を浴びせられた店員がいるであろうことは想像に難くない。それでもなお、男性は声を荒らげる。

「だったら市内の薬局のどこで買えるのか、調べてくれ！」

私はレジの列からはずれ、そっと男性のもとに近寄った。

「お父さん、日本は本当にどこもマスクが足りない状態なんですよ。事実、私の仕事には医療用マスクが絶対に必要ですが、業者独自のルートをたどってもなかなか手に入りません。みんな困っているんです」

なんだお前は、とでも言いたげな顔でこちらを一瞥すると、男性は鼻を鳴らして去って行った。店員に軽く頭を下げ、私もまたレジに並びなおす。

新型コロナウイルスは、人々の命を脅かすだけでなく、考え方、さらにいえば人格までも変えてしまう恐ろしい存在だと、このとき思い知った。もしかしたら、あの男性も普段は温厚な人なのかもしれない。もしかしたら、家には体の弱い妻がいて、そのためにもマスクを必要としていたのかもしれない。もしかしたら――。そんな〝ｉｆ〟が頭のなかを駆け巡る。それなのに、新型コロナウイルスという目に見えない敵が、すべてを変えてしまったのかもしれないのだ。

日本人は元来、他人を思いやる精神が人一倍強い人種だと思う。それなのに、いざ自分の身に災いが降りかかると、途端に周りが見えなくなってしまう。東日本大震災の際に燃料やトイレットペーパー、食料品などの買い占め行動が目立ったことは記憶に新しい。窮地に立たされると、どうしても自分がかわいくなってしまうのが人間なのだ。分かってはいるものの、実際にその様子を目の当たりにすると胸が痛む自分がいた。

そして、新型コロナによって「悪」が表面化してしまった人物は、意外にも身近にいたのである。

「惟村さん、電話とメールの対応なんですけど、朝の9時から17時までとかって、営業時間を区切ってやったほうがいいんじゃないですか。これ続けてたら、きりないっすよ」

あるとき、Ｗｅｂ会議に参加した特掃隊のメンバーが笑いながら話し掛けてきた。

「いや、それじゃあ問い合わせをくれた人が困るだろう」

今でこそ、新型コロナウイルスの現場を除菌しますという触れ込みをする業者は増えているが、当時は本当に少なかった。だからこそ「なんとかしてほしい」との思いで私たちのもとに連絡をしている方々がたくさんいる。そんな声を切り捨てるのか。しかし――。

「一つひとつ質問に答えたところで、それが直接売上になるわけじゃないし、夜中までメール打ってたら体力もたないですよ。利益が出ない仕事はそこそこにして、特掃隊の名前をつかって会員ビジネスをするとか、もっとちゃんと金になることに時間を使ったほうがいいですよ、絶対」

彼は真剣な顔をしている。心から本気で自分の提案が正しいと思っている顔だ。

「そんなことをしたら、今まで問い合わせをくれた人たちはどうなるんだ」

「さあ……今はみんなネットが使えるし、なんとか自分で調べるんじゃないんですかね。そこは、別に惟村さんや我々が気にすることじゃないでしょ」

「それは違う。今はまだいろんな情報が錯綜してみんなパニックになっているから、これだけの問い合わせがくるんだろう？　だったら、俺たちが今もっている知識や経験を提供したほうが多くの人が助かるじゃないか」

しばらく押し問答が続くと、呆れたようにため息をついた彼の口から、信じられない言葉が飛び出した。

「いや、でも今って我々の業界的にはコロナバブルじゃないですか。稼げるときに稼がないと損しますよ。ほかのみんなも同じように思ってますよ、きっと」

耳を疑った。

これまで「人のためになる仕事をしよう」という共通の意志のもとでともに働いてきたつもりだ。特掃隊には、同じ志をもった人だけが集まっていると思っていた。それなのに、目の前にいる人間は今、自分の利益を真っ先に優先しようとしている。人の命が懸かっているというのに――。

「その選択は俺にはできない」

「なんでですか？」

「理念に反する」

「……だから、そんなこと言っている場合じゃないんですよ。こんなときだからこそ、そこは切り分けて考えないといけないんじゃないんですか。きれいごとは今は必要ありません。経営者として、正しい判断をすべきです」

「それは、利益を出したいからか？」

「そりゃあ、そうでしょ。だって、いつ職が奪われるかも分からない時代ですよ。利益は出せるうちに出さないと。それに、いつまでもこんな体育会系みたいなノリじゃ会社は続きませんよ」

「……俺たちの仕事は、単なる特殊清掃業じゃない。そういうことなら俺はもうお前たちと一緒には働けない。一本独鈷《どっこ》で構わない」

いつにない私の強い口調に、瞬間、周りがしんと静まり返る。時計の秒針が動く音だけが響く。

信じられない言葉を吐いた当の本人はわざとらしく大きなため息をつくと「やれやれ」とでも言いたげに部屋を出て行った。

新型コロナウイルスが発生してから約3カ月。特殊清掃という仕事はここ数年で急激に増え始めていたが、それでも新型コロナの対策がしっかりとできる企業はごくわずかと限られていたため、いまだかつてないほどの依頼を受け、利益は7000万円を超えていた。確かに依頼や問い合わせを取捨選択し、利益を追求してもっと効率よく働いたほうが売上の観点だけで見れば良いに決まっている。そんなことは、経営者として痛いほど分かっているのだ。

「特殊清掃人」であれ

14府県で200人以上の命を奪った西日本豪雨が起きたのは、2018年7月のことだ。特に大規模な浸水被害に遭ったのが岡山県倉敷市真備町。真備町だけで死者51人。倉敷市全体の死者数は、ほとんどこの町で占められている。私はそこにいた。水害によって浸水した水には下水や汚泥、細菌が多く含まれているため消毒作業が不可欠だからだ。しかし、水の深さは最大で4・8メートルにも及び、町の4分の1以上が被害を受けている状況下ではどんなに効率よく働けども一向に終わりが見えなかった。

「すみません。祖母が早く家に戻って家族写真を救いたいって言っているんですが……」

「ここの清掃は、あとどのくらいかかりそうですか？」

作業をしていると、よくそんな声を掛けられた。表立っては言わないが「早く我が家の清掃もお願いしたい」と、表情や声色が訴えている。

「はい、状況はよく理解しています。順番に回っているので、少しお待ちください。必ず行きますから……」

そのたびに頭を下げた。

そして、自分の無力さを思い知ったのだ。なぜ、こんなにも目の前で困っている人たちがたくさんいるのに、すぐに助けてあげられないのだろうか。なぜ必死にすがりつこうとしている人たちの手を振り払うようなことをしなければいけないのだろうか――。そんな苦い経験もまた「特掃隊」を結成する大きなきっかけだった。

私は特殊清掃を生業とするうえで、これだけは絶対に守り抜くと決めていた信条があった。それが「いつ、なんどきも、特殊清掃人であれ」というものだ。利益だけを求め、ただ黙々と仕事をするのは特殊清掃〝業〟の働き方であり、特殊清掃〝人〟ではない。そこに「人」としての温もりや思いやりがあるから、依頼人に寄り添える心をもっているから、私たちの仕事は成り立っているのだ。特掃隊も、その思いに共感してくれる人たちの集まりだったはずだ。

「医療の現場は、こんなにもみんな我が身を捨てて働いているじゃないか……」

悔しさを噛みつぶすように呟く。誰かが読みっぱなしのままにしていた朝刊の一面には、大きく「医療現場　崩壊寸前」という見出しが掲げられていた。

このときすでに都市部を中心に「クラスター」と呼ばれる集団感染が発生し、専門家会議では「このままでは医療現場は機能不全に陥ることが予想される」と懸念を示していたのだ。

それほど窮地に立たされていながらも、現場の人々は〝医療人〟として、今このときも必死に働いている。目の前にいる患者を一人でも多く救おうと頑張っている。なぜ、それが自分たちにはできないのか。歯がゆくてたまらなかった。

物理的には感染していなくとも、この魔物によって人の見たくない部分が浮き彫りになる――改めて、新型コロナウイルスの脅威を感じた。

第3章

崩壊寸前の医療現場――。現場の知恵から作成した、感染防止の「宿泊療養施設ガイドライン」

史上初・オリンピック延期決定

そうなることは、分かっていた。

1月には中国の湖北省・武漢で予定されていた東京オリンピックのアジア・オセアニア予選が感染拡大を考慮して中止になった。日本も2月に、サッカーJリーグはすべての公式戦を延期することを発表していたし、安倍総理大臣（当時）は、全国の小中高校に春休みまで臨時休校に入るよう要請したばかりだ。

各国では「こんな状況下でオリンピックを強行開催するなんて無神経で無責任だ」という訴えもあがっていた。どれだけＩＯＣが「予定どおりに開催する」といっても、世論は認めないだろう。人命を優先しなければ未来はない。

だから、頭では分かっていたのだ。東京オリンピックは延期をすべきだと。

そして、開幕まで4カ月をきったタイミングでようやく「オリンピックは約1年後の2021年7月23日に開幕。パラリンピックは8月24日開幕」と、正式な延期発表が出た。

分かっていても、やはりつらかった。

「何としてでも、自分たちの技術で新型コロナを防ぎ、日本を安心してオリンピックが開催できる場所にしよう」

その思いのもと、これまで頑張ってきたのだ。お前ごときに何ができるんだとあざ笑う人もいるかもしれないが、私は本気だった。本気で、日本のために自分の全力を尽くそうと思ってきたのだ。敗北感で体が震えた。体の芯から力が抜けるような、その場に存在していないような、そんな感覚に見舞われた。もちろん、いちばん悔しいのはオリンピックを目指してコンディションを整え、開催に向けて気持ちを高めてきた選手たちに決まっている。

「俺が落ち込んでどうする」

そうだ。中止になったのではない。あくまで「延期」になったのだ。決まってしまったことをクヨクヨ悩んでも仕方がない。ならば、今、困っている人たちのために自分にできることをやるのみだ。自分を奮い立たせるように呟き、現場へと急いだ。

逼迫する医療現場

4月に入ってもなお感染者は増え続けた。

2日には国内で2759人という過去最多数を記録した。ダイヤモンド・プリンセス号の頃はまだ聞き慣れなかった「クラスター」という言葉を、ニュースで何度となく耳にするようになっていた。

院内感染が増え始めていたのもこの頃だ。「○○県初、院内でクラスター発生」「医師たちの休憩スペースから感染拡大か?」など、不安をあおる報道が目立った。無理もない。これだけ陽性患者を受け入れていれば、いつ感染が爆発してもおかしくないのだ。まして、病院には基礎疾患をもった患者がたくさんいる。ただでさえ感染しやすい環境にあるなかで、むしろここまでとどめているのは、やはり病院の感染対策が行き届いている証拠だろう。それでもクラスターを発生させてしまった病院はなにかと叩かれることが多かったのだ。

そんなときに、一本の電話をもらう。

「もうどうにもならないんです。助けてください」

その悲痛な声の主は、3月にクラスターが発生した神奈川県内のとある病院の院長だった。インターネットで私の記事を見掛けて、連絡をくれたらしい。

「どうされましたか」

「クラスターが発生してからというもの、清掃員の方をはじめ、警備や社員食堂の業者などが次々と撤退してしまったんです。仕方なく看護師たちが交代でベッドやマットの交換だけでなく窓や壁、廊下などの清掃を担当しています」

「え、でも、看護師の方々は通常の業務だけでも大変なはずですよね」

「はい。陽性患者の対応に追われていて、もう手が足りません。それどころか、外来や救急の受け入れを停止したので電話が増えてしまってその対応も大変なんです。スタッフのなかには『明日は我が身』だと、物陰に隠れて泣いている者もいます。迷惑を掛けまいと、家族と離れてホテル暮らしを選択した人もいます。お願いですから、あなたの会社に清掃をお願いできないでしょうか。どの業者からも断られて、もうどうしたらいいか分からないんです」

報道では知り得ない、現場の実情を涙ながらに訴える。

「しかも、スタッフの子どもたちのなかには、親がここで働いているというだけで学校でイジメにあっているという話も聞きます。バイキン扱いされるらしいんです。それだけじゃありません。新型コロナとは関係のないほかの病気にかかって入院を余儀なくされる患者さんの家族が『コロナ患者がいる病院だけは嫌です』と拒否する事例も出ています。マスクもじきになくなってしまいそうですし、メディアが報じているよりもずっと、現場は崩壊寸前なんです」

「……そうだったんですか……」

院長の口から出る病院の情景を想像するだけで視界がぼやけるようだった。医療崩壊は、新型コロナウイルス感染症の患者がたくさん運び込まれてくることを指すのではない。感染症患者につきっきりになったり、クラスターが発生したりすることで、病院の機能が止まってしまうことを言うのだ。病院の機能が止まるということは、助かるはずの命が救えなくなる可能性があるということだ。医師たちは、想像よりもずっとつらい思いをしている。このままでいいわけがない。自分たちの技術で少しでも現場を救えるのなら──電話を終えてすぐ、私は見積書を作り、仲間に声を掛け、体制を整えた。一分一秒を争う緊急事態だ。できるだけ早く、救ってあげたかった。

ところが、再度連絡を取ったときに待っていたのは、予想だにしない返事だった。

「惟村さん、見積書、ありがとうございます。でも……うちは市民病院で、市から提示された予算でなんとか運営している状態です。この金額を予算内に組み込むには市議会を通さなければなりません……きっと、断られるでしょう。現場でなんとか対処しろと言われるのが目に見えています」

声からもすっかり疲れきってしまっているのがよく分かった。

「院長、でもこれは非常事態ですよ。患者の命を守るべきはずの医療現場がそこまで逼迫しているなんて、あっていいわけがありません」

「そうなんです。本当におっしゃるとおりなんです。でも、分かってもらえないんですよ。現場を見ていないからなのか、何度話してもここの混乱ぶりをまったく理解してもらえないんです」

「……そういうことなら私が現場の意見をまとめて、市に提出します」

自分でも驚くほどすらすらと言葉が出てきた。それほど、この病院を救いたいという思いが強かったのだ。院長との電話のすぐあとで連絡を取りつけ、翌日、市役所へと向かった。

静かな廊下を抜け、小さな会議室へと通される。パイプ椅子に腰を掛けると間もなく、市議会議長がやって来た。

「お忙しいところ、すみません」

「いえ、だいたいの話は聞いています。予算の件でしたね」

「そうです。こちらを見ていただきたいんですが……」

院長からヒアリングした院内の状況を簡単にまとめたもの、そして我々の提案する清掃内容と見積書を市議会長の前に並べる。

「ご覧のとおり、院内は崩壊寸前です。医師も看護師も完全にキャパオーバーのなかで雑務まで担当していると聞いています。このままだといずれスタッフは辞めてしまうかもしれない。最悪の場合、注意力が散漫になることで再びクラスターを発生させてしまいかねません。なんとかこちらを予算に組み込んでいただけませんか。私たちが必ず、責任をもって清掃しますから」

市議会長はうんともいいえとも言わないままじっと押し黙ったかと思うと、一瞬だけ天井を見上げた。言葉を探しているのだろうか。

「惟村さんが信頼できる方だというのは、分かっています。お忙しいなかご丁寧にここまで出向いてくださったのも、病院を思ってのことなのでしょう。しかし……」

マスク越しから、小さなため息が聞こえた。

「しかしですね、これは決まりで、今、クラスターが発生した院内に外部の業者を入れるのは禁止されているんです」

「それって、つまりは……」

「はい。予算に組み込む以前の問題で、今から新たに別の業者にお願いをするとなると、色々な稟議《りんぎ》にかける必要もありますし、総合的に見て不可能なんですよ」

耳を疑った。

病院が崩壊寸前であることは、誰の目にも明らかだ。にもかかわらず、この期《ご》に及んでまだ「決まり」を優先するというのか。昔、何かのドラマで聞いた「ルールは破るためにある」というセリフがこだまする。

「では、あなたは病院スタッフたちに今以上に働けと、そうおっしゃっているわけですね。医療現場が崩壊寸前であると知っていても、目をつぶるわけですね」

「いや、そうは言っていません。私も、できることなら惟村さんにお願いしたい。でも……これは決まりなんですよ」

「決まり決まりって……決定権は、あなたたちのような方々にあるんじゃないんですか。こんなときだからこそ、政治が動くべきでしょう」

思わず感情的になり、テーブルの上に置かれた湯呑からお茶がこぼれそうになる。

「本当に、お気持ちはありがたいんですが……」

ああ、もうこれ以上は話をしても進まないのだろう。瞬時に察し、一礼をするとすぐにその場をあとにした。

最前線で命と向き合っている人々の声は、こんなにも届きにくい――。新型コロナウイルスとの闘いが始まって数カ月。幾度となく落胆することはあったが、これほどまでに打ちのめされたのは初めてだった。だからこそ、私たちは闘い続けなければいけないのだ。

緊急事態宣言、発令

2020年4月7日、東京・神奈川・埼玉・千葉・大阪・兵庫・福岡の7都府県に「緊急事態宣言」が発令された。

安倍総理大臣（当時）の記者会見に、国民の誰もが注目したことだろう。あれだけ人でにぎわう渋谷スクランブル交差点の大型ビジョンにも、足を止めて見上げている人がたくさんいた。

この時代に生きていて、こんな物騒な用語を聞くときが来るとは思いもしなかった。安倍総理大臣（当時）は会見で「人と人の接触機会を最低7割、極力8割が削減できれば2週間後には感染者の増加を減少に転じさせることができる」との見込みを発表。生活必需品を除く店舗や施設は休業を決め、飲食店も時短営業や酒類の提供を控えるなど日常は大きく変わってしまった。

政府は一般企業にもリモートワークの要請を出していたが、誰もがすぐに切り替えられるわけもなく、その間にも「社員の一人が新型コロナに感染してしまったので会社の消毒を頼みたい」といった依頼がひっきりなしに私のもとにやって来た。

あれは宣言発令から1週間ほど経った頃だ。その日も、依頼者のもとへと車を走らせていた。いつもなら大勢の人でにぎわっているはずの銀座四丁目交差点が、見事なまでにひっそりとしていた。ランドマークであったはずの和光本館や銀座三越が悲しさを物語っている。

「なんか、ディストピアみたいですね」

社員の言葉に大きくうなずく。

「普段だったら、ここには何千人という客が押し寄せて買い物や食事を楽しんでいるはずなのに……人がいなくなるというだけで、ここまで街は色褪せるんだな」

人を笑顔にするという機能を奪われた街は、あまりにも寂しげに見えた。

「本当、どうなっちゃうんでしょうね、日本は……いや、世界は……」

異常事態が起きていることは明らかだった。

そうしているうちに、4月16日には「緊急事態宣言」の対象が全国に拡大。そのうち当初から宣言の対象とされた7都府県に、北海道・茨城・石川・岐阜・愛知・京都の6道府県を加えた13の都道府県が「特定警戒都道府県」と位置付けられた。その間も感染者の増加は止まらない。23日にはタレントの岡江久美子氏が、新型コロナによる肺炎で63歳という若さでこの世を去ったことが告げられた。このとき、世界全体の死者数は20万人を超えていた。

いつになったら収束の目処《めど》が立つのか。誰しもが恐ろしい憂鬱を抱えて日々を過ごしていたことだろう。それは、消毒の依頼者の顔を見ても明らかだった。

「一人でも感染者が出ると、営業停止になるからその分の売上はゼロなんです。もちろん人命が第一ではありますが、経営者として利益が出ないなかで社員を守らないといけない生活は苦しいですね……いつになったらこの状況から抜け出せるかも分からないですし、本当にゴールのない迷路に放り込まれた気分です……」

力なく呟くその姿からは、すっかり覇気が失われている。ある商業施設の中に入った企業では、感染者が数人出たことで周辺の企業から差別まがいのことを言われたと聞く。誰だって、好きで新型コロナに罹患したわけではない。もしもこれが単なるインフルエンザだったら、ここまでの苦痛は味わわなくてよかっただろう。新型コロナは、体や考え方だけではなく心までも蝕んでいく恐ろしいウイルスなのだ。

医療現場を救え！　宿泊療養施設の運営

緊急事態宣言の発令と同時期、医療崩壊を懸念した厚生労働省は宿泊療養・自宅療養の対象を明らかにした。高齢者や基礎疾患（糖尿病や心疾患、呼吸器疾患、透析加療中）がある人と同居している人、免疫抑制剤や抗がん剤を使っている人、妊娠している人、もしくは医療従事者や福祉・介護職員、業務中に高齢者などと接触する人と同居している軽症者は、自宅療養ではなく宿泊療養を推奨すると発表したのだ。

これに伴い、各都道府県で宿泊療養施設の確保が始まった。

ところが、施設運営に伴うマニュアルは一切ない。どれくらいの数が必要で、どんな対策をすべきかなど、誰も知らなかったのである。一般公募で民間に運営を委託するところもあれば、ホテルを自治体が借り上げ、運営はホテル側に一任しようとするところもあった。私のもとには、委託された企業から「どのような対策を練ればよいのでしょうか」という問い合わせが殺到したのだ。あまりにも無策過ぎる宿泊療養施設計画に、一瞬、目の前が真っ暗になった。

「そんなやり方では、療養者だけではなくホテルの従業員の方々まで感染してしまいますよ」

と伝えると、皆一様にポカーンとしてしまう。新型コロナウイルスは恐ろしいものだという認識が深まる一方で、感染対策はそれほど周知されていなかったのが事実なのだ。政府が国民に対して呼び掛けている「マスクをする」「手指は消毒をする」「ソーシャルディスタンスを保つ」「密を避ける」といった注意を守ればそれだけでよい、と思っている企業も多かった。

そんなはずがない。通常の感染対策ならばそれで十分ではあるが、相手にするのはすでに新型コロナウイルスに罹患している人間だ。その人たちが施設の中に集まれば、まさしくそこは「菌の温床」となる。万が一、自治体が関わっている療養施設でクラスターが出ようものなら、マスコミはこぞってその話題を取り上げ、また「日本には抑え込む力がない」とか「政府の暴走⁉　療養施設で集団感染」などと揶揄するだろう。そんなことは、あってはならない。

「私がガイドラインを作ります」

使命感に駆られ、気づけば手を挙げていた。

私が主に気をつけなければならないと思ったのは、以下の４つだった。

1つ目は「室内の清掃や除菌はワンフロアずつ実施する」ということ。感染者が入所しているフロアを除菌していて、万が一にも感染者と鉢合わせてしまったら一気に感染のリスクが上がってしまう。それを少しでも減らすために、感染者が宿泊しているフロアにはできるだけ立ち寄らない。フロア全体の利用者が退去してからすべての清掃・消毒を手掛けるというものだ。

2つ目は「食事」に関してだ。一人ひとりの部屋に従業員が食事を届ける方式では、感染のリスクが大幅に高まる可能性がある。そこで、配膳台に載せた弁当をエレベーターで各フロアに運び、あとは感染者が自ら取りに行くという流れを作ったのだ。ダイヤモンド・プリンセス号では乗員が乗客に食事を運ぶ体制を取っていたが、これが感染拡大を招いたのではないかという見方もあった。真偽は分からないが、一部では「乗員は手袋だけをしてマスクをしないまま食事を配っていた」という話も聞いたことがある。どれだけ消毒を徹底したとて、接触回数が多ければ多いほど、そして、対応するスタッフの意識が低ければ低いほど、リスクは上がる。ならば療養施設に入る患者はそこまで重症ではないことから、自らの足で取りに行ったほうが賢明だと判断したのだ。

3つ目の「ゴミ捨て」も同様に、従業員が回収に行くのではなく、感染者に自ら捨ててもらうよう指示をした。とにかく私の案は、接触回数をできる限り減らすことを考慮し、作業スタッフの負担をできるだけ減らすことだったのだ。

そして最後の4つ目は「ゾーニング」だ。

新型コロナウイルスの感染者がいた空間を、感染区域とそうでない区域にしっかり選別するところから始まるのだ。さらにいえば、作業区域をしっかりと色で分けることが大切だ。私は「赤」は感染している区域、「黄」は作業員たちが防護服を着脱するための区域、「青」は安全な区域……と、3つに区別することを提案した。ウイルスは目に見えない。見えないから、どこに残留しているかはまったく分からないのだ。だからこそしっかりとゾーニングしなければ、除菌・消毒をするどころか感染拡大を招きかねない。

何を当たり前のことを言っているんだ、と思われるかもしれない。しかし、当時はこんなことすらマニュアルとして定められていなかったのが事実なのだ。

さらにいえば、私は消毒液に関しても各自治体に提案をした。政府が推奨している「次亜塩素酸ナトリウム」ではなく「オキシライトＰＲＯ」と呼ばれる「加速化過酸化水素」だ。これは一般的な消毒に使われるオキシドールのデメリットである除菌スピードを加速度的に高めた優秀な消毒剤で、ダイヤモンド・プリンセス号で使用されたものの国産版である。つまりは世界基準で認められているということだ。「次亜塩素酸ナトリウム」は誤って吸引した場合の人体への影響が強く、また、変色や腐食をもたらす欠点もあったため、絶対に加速化過酸化水素を使うべきだと唱えた。ところが、返ってきた言葉は「次亜塩素酸ナトリウムを使う〝決まり〟になっているので……」だった。

ここでも「決まり」が、邪魔をした。

一方で、自分たちの実力を実感できることもあった。

私たちは、大阪府が運営するとある宿泊者療養施設の清掃業務を一括してまかされていた。通常の施設は掃除、消毒、クリーニング……など、一つひとつ別の業者に依頼するしかなかったが、私たちにはダイヤモンド・プリンセス号での知見があったため、すべて自分たちで担当できた。

当時は清掃・消毒作業に時間がかかるために、せっかく療養施設があっても稼働率が低くなってしまうことが問題視されていた。しかし、私たちが担当した大阪府の施設は稼働率60％を超えていたのだ。これは、どこの都道府県と比べてもダントツだった。大きな理由はやはり我々が一つのチームとして効率よく作業ができたことだと思うが、もう一つの要因としては消毒剤の違いだったのだろうと考えている。そこでは、ある程度我々の意見を聞き入れてもらえたため、加速化過酸化水素を消毒剤として持ち込めたのである。私の肌感覚でしかないが、通常の3分の2以上は時間が短縮できているのではないかと思っている。

ルールにがんじがらめになり、思うようにいかないことも多い闘いの日々ではあったが、自分たちが信じて突き進んできたことが数字として実証された、うれしい一幕だった。

私たちの実績を見たほかの業者からは

「なぜ御社はそんなにも作業効率が良いのでしょうか」

と問われることがあったが、答えは一つしかない。

「常に現場のことを最優先に考えているから」だ。もともと定められた決まりや仕組みが大切になる場面ももちろんあるだろう。それらを軽視するつもりは毛頭ない。しかし、私たちの闘いの場は常に「現場」なのである。ここではイレギュラーなことも当然起こり得る。その都度ルールを持ち出し、判断を待っているようでは、到底作業が追いつかない。まして今回は人の生き死にが関わっている。少々大げさではあるが、そんな大切なときに「決まりに反するからその命は助けられません」なんて、誰が言えようか。

大切なことは、すべて現場にあるのだ。

希望の光

鬱屈としたムードに、一筋の光が見えた時期があった。

ゴールデン・ウィークが明けた5月7日、全国で新たに感染が確認された人が96人と、1日あたりの感染者数が100人を下回ったのだ。これは3月30日以来の数字だった。ようやく「緊急事態宣言」の効果が見えたように思われた。その後も少しずつ減っていく感染者数と死者数。5月25日には全国で緊急事態宣言が解除され、日常が戻りつつあった。

同じ頃、新型コロナウイルスは梅雨に入れば消滅するのではないかといった話題も持ち上がった。インフルエンザなどを始めとする呼吸器系の感染症は、一般的に乾燥する冬の時期に広がる傾向が強いからだ。新型コロナウイルスと同じ「コロナウイルス」のＳＡＲＳやＭＥＲＳも気温や湿度、季節などの影響を受けることが分かっていた。だとすれば今回のウイルスも、もしかしたら――。

さらに、希望の光がより強くなったのは米政府の会見だった。米国土安全保障省科学技術局長代行のウィリアム・ブラウン氏が定例会見で「政府の研究者が行った実験によると、気温や湿度の上昇、そして日光によって新型コロナウイルスの感染力が弱まることが確認された」と発表したのだ。

これらを受けて、かつてはあれほど電話の音が響いていた事務所もすっかり閑古鳥が鳴いていた。メールでの問い合わせも1日に数件ほどに減少。普通の経営者なら「仕事がない」ことを嘆くだろう。しかし、私は違った。この状況が、心からうれしかったのである。

この調子で進めば、1年後に延期になったオリンピックを、みんなで楽しめるかもしれない。もう突然やって来たウイルスに怯えることもなくなる。マスクをつけずに、会いたい人と会って、たくさん笑って話せる日が来るかもしれない――多くの人のなかに、期待が芽生えたことだろう。


私は、東京が開催地に選ばれたときの2013年9月、あの瞬間を思い返していた。立候補していたトルコのイスタンブールとスペインのマドリード、そして東京。1度目の投票ではイスタンブールとマドリードが同数で並び、再投票の結果、マドリードが落選。最終投票の結果、東京がイスタンブールをおさえて過半数の支持を集めた。当初懸念されていた福島第一原子力発電所の汚染水問題を乗り越えての決定だった。

1972年の札幌オリンピック、1998年長野の冬季大会を含めると日本では4回目の五輪だ。同時に、障害者スポーツのパラリンピック大会の東京開催も決まった。

あのとき、日本中が歓喜に包まれた。招致関係者が集まった東京・千代田区の「東商ホール」は万歳三唱に包まれた。国民の多くが「中継ではなく間近で大会が観られる」と喜びをあらわにした。災害続きの日本だったが、7年後の明るい未来を誰もが心待ちにしていたのだ。

その後、国立競技場の建設費問題、エンブレムの盗作疑惑、招致を巡る贈賄疑惑などさまざまな壁にぶち当たった。そこへ、極めつけの新型コロナウイルスだ。しかし、それでも日本は闘った。負けずに前を向いた。その結果がようやく実を結ぼうとしている――ひと足遅れて、本当の春が来たのかもしれない。期待に胸が高鳴った。

第4章

天皇が臨席する「戦没者追悼式」国の威信を懸けて行った感染対策

押し寄せる第2波

ところが、そんな期待はあっけなく打ち砕かれた。

7月3日には東京都で124人、鹿児島県で30人、埼玉県で26人、神奈川県で24人……と、各地で合計250人もの感染者が確認されたのだ。1日の数が200人を超えるのは、約2カ月ぶりだという。人々は嘆いた。「新型コロナは、気温が上がれば消滅するんじゃなかったのか」「消滅するどころか、威力が増しているのはなぜなんだ」と。

しかし、それに対する明確な答えは、誰ももっていなかった。

10日には、ついに国内の感染者が400人を超える。すっかり緊急事態宣言前の日本に戻ってしまった。

WHOのテドロス事務局長は言った。

「もう感染拡大前の社会生活に戻ることは困難だろう」

世界の感染者は24時間で最多の23万3７０人を記録。誰かが口にしなくとも分かっていた。確実に「第２波」が押し寄せている、と。

時を同じくして、私のもとには新たな依頼が舞い込むようになった。

「正しい感染症の対策を従業員たちにレクチャーしてもらえないか」というものだった。

相手は、パチンコ店の経営者たちだ。

パチンコ店からクラスターが発生したという事実はなかったものの、緊急事態宣言発令当時、各都道府県の自治体のほとんどがパチンコ店にも休業要請を出した。どんなに「強力な換気設備がある」とか「稼働する台を減らして客同士の間隔をあけ、席や台の消毒もこまめにしている」と対策を並べてもダメだった。それほど、パチンコ店は目の敵《かたき》にされていたのである。非常時にこの業界がバッシングを浴びるのは、これが初めてではない。

東日本大震災が起きた頃も「電力を大幅に消費するのになぜ営業しているんだ」と大顰《ひん》蹙《しゅく》を買っていた。しかし、パチンコもまた立派な産業の一つなのだ。事実、とある県では休業要請に応じなかったパチンコ店の店名を公表したことで「そこは営業しているのか」

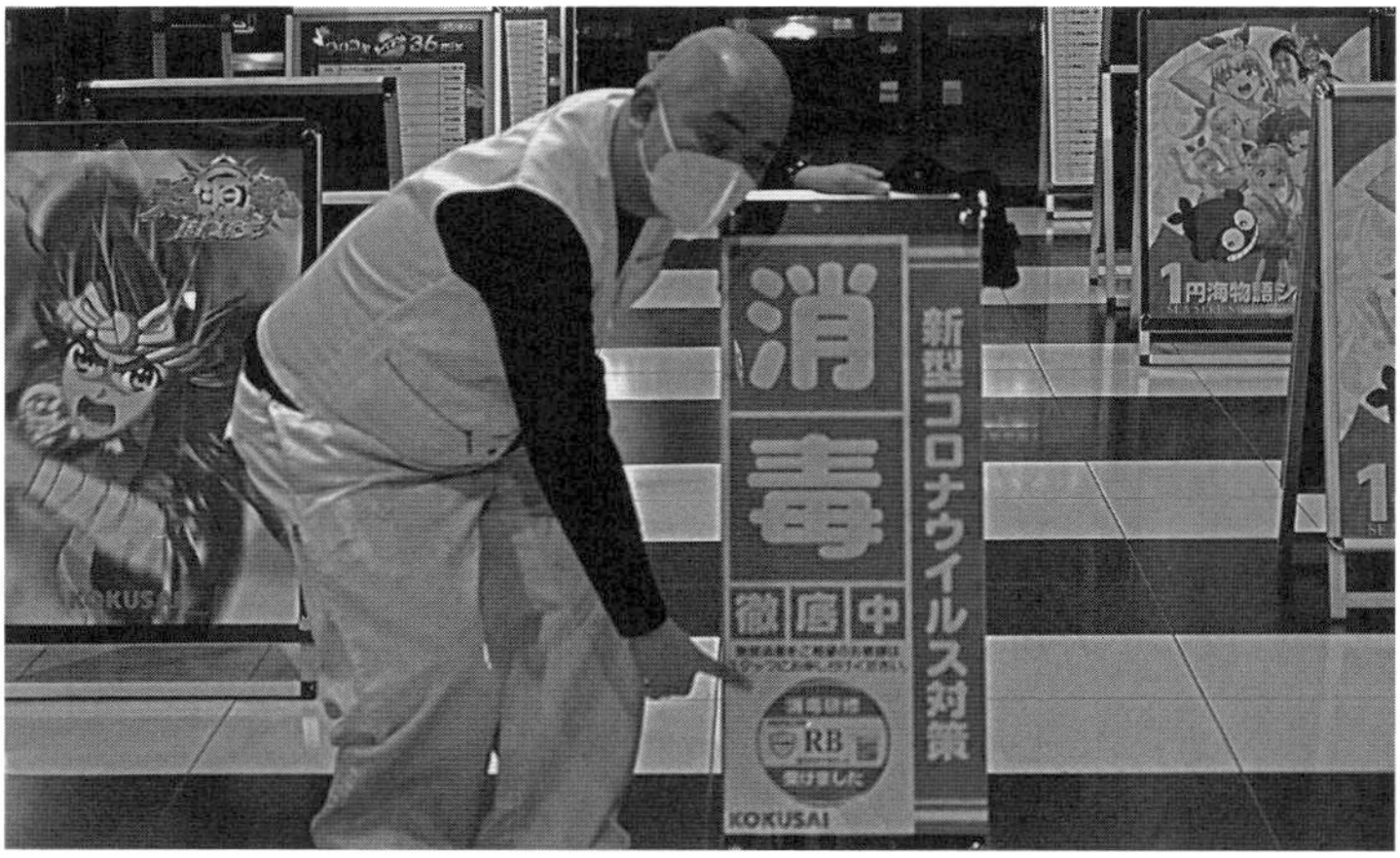

パチンコ店でのセミナー活動

と、逆に客が集まる騒ぎになってしまった。一部の人には、それほど重要な娯楽施設でもあるのだ。

そんな状況を鑑みて、パチンコ店の経営者たちは「しっかりと講習を受けて万全な対策をとりたい」と、依頼してくれたというわけだ。

パチンコ店でのセミナーを毎日のように繰り返していると、どこからその噂を聞きつけたのか、一般企業からも講習依頼が来るようになった。ただひたすら怯えてパニックになっていた第1波と違い、今回は多くの人のなかに「自分たちで防がなければ」という意識の芽生えを感じた。それは、除染・消毒依頼よりも喜ばしい事態だった。

「これから忙しくなるな」

そんなことを考えていたときに、一本の電話がかかってきた。

国を背負う覚悟はあるのか

7月21日、容赦なく照りつけていた太陽が姿を隠し、昼の日差しが嘘のように空に溶け込んでいく夕刻のことだった。見慣れない番号からの着信に、急いで電話をとる。

「リスクベネフィットの惟村です」

少し間があくと、相手は淡々とした口調で述べた。

「私、厚生労働省社会・援護局の者です」

シャカイエンゴキョク……聞き慣れない名称に思考がいったん止まる。すると、男性は矢継ぎ早にこんな質問をしてきたのだ。

「感染対策を依頼することはできますか」

依頼内容は不明だったが、どんなものであろうと私にはこなせる自信があった。

「ええ、もちろんです」

そう返すと、彼は「詳しいことは会ってお話がしたいので、ぜひ一度、厚生労働省まで来ていただけませんか。明日の10時はいかがでしょうか」と言う。なぜこの場で言わないのか？　なぜそこまでにごす必要があるのか？　今日の電話で明日早々に打ち合わせということは、一分一秒を争う案件なのか？　さまざまな疑問が湧いたが、その質問にも「ええ、もちろんです」と答えるしかなかった。断る理由が思いつかなかった。

電話を切ると、さっそく「シャカイエンゴキョク」についてインターネットで検索をかけてみる。

「社会福祉に関する基盤制度、生活保護制度やホームレス対策、戦没者遺族および戦傷病者に対する医療や年金の支給など……か」

ページを読み進めていくと、社会・援護局のなかにも総務課をはじめ保護課や地域福祉課、福祉基盤課、事業課などがあり、実にたくさんの部署で成り立っていることが分かった。しかし反対に、調べれば調べるほど分からなくなった。社会・援護局から直々に依頼をしてくるなんて、一体、何が起きているのだろうか――。

「考えても仕方がないか」

タバコを吸いにベランダに出る。新型コロナウイルスが日本に来たばかりの頃は、確か厚手のコートを着ていたし、吐き出す息は白かった。それが今や、Tシャツを着ていても汗ばむ真夏日和だ。いつの間にか季節が変わっていた。

「今年は花見も何もしてないんだな」

建物の間に見えるわずかに残っていた夕焼けが、徐々に暗がりに飲み込まれていく。うっかりしていると、自分もひきずり込まれそうなほどに美しかった。

翌日、地下鉄丸ノ内線「霞ケ関」駅を降り、地下通路を案内表示に従って進んでいく。受付で名前を告げると、すぐに昨日の電話相手である男性が走り寄って来た。

「突然のお呼び立て、申し訳ございません」

電話で話したときの印象よりも、だいぶん穏やかな人柄に見えた。

「こちらこそ、今回はご依頼ありがとうございます。リスクベネフィットの惟村徹です」

彼は名刺を受け取ると、裏面に書かれていた「火災水害復旧消臭特許取得済み」という文字をじっと見ている。

「確か惟村さんは、特殊清掃という仕事をいち早く事業化されたんですよね」

「そうですね。私が会社を立ち上げた当初は、競合がまったくいませんでしたから」

「それで、ダイヤモンド・プリンセス号の除染・消毒も経験されて、そのノウハウをもとに今もたくさんの企業の依頼を受けていると……」

驚くことに、彼は私のプロフィールがほとんど頭に入っているらしい。依頼するまでに、それだけ調べてくれたということだろう。

「まあ、そんなところです」

私の返事を聞くと、彼は自分に言い聞かせるように大きく頷き、

「ここで立ち話もなんですから、こちらへお願いします」

と、エレベーターへと促した。

フロアに着いて扉が開くと、人の気配をまったく感じさせない〝しん〟と静まり返った廊下が広がっていた。この空間が、いやに緊張感をあおってくる。

「こちらです」

案内されるまま、会議室に通されると、そこにはすでに10人ほどの人が待ち構えていた。ロの字に配置されたテーブルの入り口から、最も遠い席に座らせられる。

ガチャリとドアが閉まる音がすると、彼は先に座っていた人々に一礼をし、簡単に私の紹介を始めた。ところがみんな顔色一つ変えずにじっと押し黙ったままだ。いったい、何が始まるというのか。

そんな焦りを知ってか知らずか、彼は私の横に静かに着席し、こう切り出した。

「では、さっそく本題に入らせていただきます。惟村さん、私たちの課が何をしているところかはご存知でしょうか」

「恥ずかしながらお電話をいただくまでは存じ上げなかったので、昨日簡単にですが調べさせていただきました。生活保護制度やホームレス対策、戦没者遺族および戦傷病者に対する医療や年金の支給などが担当だと……」

「そうです」

やや被せ気味に相槌を入れてくる。

「しかし、正直にいってそのようなところが私にどんな依頼なのだろうかと、昨日は気になってあまり眠れませんでした」

少し冗談を言ったつもりだったが、誰一人としてクスリともしていない。空気がぴりぴりと張り詰めている。

「実は、今回は8月15日に催す全国戦没者追悼式の感染対策をお願いしたくて、惟村さんに連絡を取らせていただきました」

静寂を切り裂くように、彼の声が会議室内に響いた。

「戦没者追悼式……ですか？」

「はい。今年は終戦75年を迎える大切な節目の年です。緊急事態宣言が明けた頃は新型コロナウイルスの活動も減少していたので、例年どおり開けると思っていました。だから、世界に向けて『今年も追悼式は行います』と発表してしまいましたし、関係各所にも声を掛けてしまっています。そしたら……」

「第2波がきてしまった、と」

「はい。でも、突然中止にするわけにはいかないんですよ。この式は、遺族の方々や戦争に関わってきた人にとっては本当に大切な場所なんです。それに『開催すると言ったけどやっぱりやめました』なんて、全世界に向けて日本はそんなにフラフラしていて大丈夫か、と言われかねません。日本の威信が懸かっているんです」

彼に続くように、これまでじっと岩のように動かなかった人々からも意見が出てくる。

「いろいろなイベントが中止になっている今、これだけ執り行うのも良くないんじゃないかという意見も出たんですが、我々としては毎年続けてきた大切な式を、今年もなんとか成功させたいんです。戦没者遺族の方のなかには、もう先があまり長くない方もいらっしゃいます。彼らのためにも、絶やしたくないんです」

「人数を減らして人と人との距離をあけたらいいのでは、という案も出ていますが、それだけで感染対策になるのかと疑問もあって……」

「もしも参列者のなかで感染者が出てしまったら、また日本の政府へのバッシングが大きくなってしまう。だから、しっかりとした知識と技術をもっている人にお願いをしよう、ということになりました」

それが私だった、というわけか――。

一人ひとりの顔を見渡す。通常、こういうケースはいくつかの民間企業に公募をし、平等に入札して決めるはずだ。しかし、もう8月15日まで1カ月を切っている。ここにいる人々は必死の思いで私を探し当ててくれたのだろう。「人のために働く」ことを理念としてきた私にとって、日本の威信を懸けて感染対策ができるのは、非常にほまれ高いことである。しかし――簡単には受けられないというのが本音だった。現場には天皇皇后両陛下をはじめ、総理大臣など、日本の中心となる人物がたくさん訪れる。その人々を何がなんでも守らなければならない。考えたくはないが、もしも感染者を出してしまったら世界中から批判の声にさらされることだろう。想像もしたくないのに、頭のなかには「国の式典でクラスターが発生」「日本、またも感染対策に失敗」「対策に当たった特殊清掃業者の実態とは」などといった煽り文句でメディアや新聞が報じる様子が浮かんでしまう。そんなことは、あってはならない。嫌な妄想を掻き消すように深呼吸をする。もちろん「やらない」という選択肢はなかったが、私が答えに迷っていると、彼が先に口を開いた。

「でも惟村さん、当日は日本武道館全体に消毒剤を噴射すれば大丈夫ですよね？　作業的にはそんなに大変じゃないですよね？」

思わず目を見開いて相手の顔を見るが、彼の目は「そうですよね?」と、なおも大真面目に言っている。感染対策は、そこまで難しいものではないと、この場にいる誰もが考えているのだろう。

「私は、今回のご依頼をぜひ引き受けたいと考えています」

「……じゃあ!」

「でも、今回の感染対策は皆さんが思っているよりもずっと難しいことです。人を減らすとはいえ、当日はたくさんの方々が来場されるでしょう。戦没者の遺族のなかには、体が弱くリスクを抱えている方もいらっしゃるでしょう。それに、日本武道館の会場は広い。全体に噴射すると一口にいっても、時間もかかりますし人材の確保も必要です。そしてなにより、新型コロナの感染対策に消毒液の噴射は推奨されていません」

私の言葉に、彼をはじめ、社会・援護局の人々がざわつきだす。

「だから言っただろう」「やっぱり」「いやでも……」さまざまな声が聞こえる。

ざわめきを消すように、私は続けた。

「でも、できない理由を考える前に、できることを考えるというのが私のモットーです。

どうすればしっかりとした対策ができるのか考えましょう」

「よろしくお願いします」

人々の視線が、見えない矢のように体中に突き刺さる気分だった。なんとしてでも、彼らの思いを形にしなければならない。言いようのない圧迫感を感じた。

厚生労働省の建物を抜け、再び地下鉄に乗る。駅を降りると、目の前には今にもこちらを覆いそうな勢いで青空に入道雲が広がっていた。

伝わらない思い

悠長にしている時間はない。

翌日からさっそく打ち合わせが始まった。

全国戦没者追悼式は通常、民間の企業は立ち入れない神聖な場だ。どれほどの会場の広さでどんな動線で進行するのか。まずは、そこから把握しなければならない。

「こちらが日本武道館の図面です」

社会・援護局の男性に渡された日本武道館の会場図を見て「ああ……」と思わずため息が漏れた。

武道館といえば法隆寺夢殿をモデルにした八角形の意匠だ。なにより特徴は「すり鉢状」になっていることである。

どの座席からでも中央のステージを見渡せるようになっている優秀な設計ではあるのだが、一方で新型コロナの対策とは非常に相性が悪い。もしも保菌者が会場内にいたとして、周囲をぐるりと囲んだ観客席から咳をしようものなら一発アウトだ。その飛沫の水分から「エアロゾル」となったものが空気中を浮遊し、すべて「アリーナ席」といわれる、中央のフロアに集まってしまう。エアロゾルとは空気中に漂う粒子のことで、感染者のくしゃみや咳によって出た飛沫の水分が蒸発し、ウイルスだけが残った「飛沫核」といわれる状態のことを指す。すり鉢状になっているがために、まるで吸い込まれるように菌が会場にたまってしまうという、非常にリスクの高い設計なのである。

これまでＷＨＯは「新型コロナウイルスの感染経路は接触感染と飛沫感染のみ」だと言ってきたが、公衆衛生に関わる科学者などの進言もあり、７月９日にＷＨＯが新たに取りまとめたガイドラインで「主に屋内で、混雑し換気が不十分な場所で新型コロナウイルスが空気感染することは無視できない」と発表していた。新型コロナの空気感染の可能性は十分にあり得るということだ。

加えて、会場はここだけではない。天皇皇后両陛下や首相の控え室だってある。そこから会場までの動線はどうなっているのかも把握しなければ、消毒作業が追いつかない。ダイヤモンド・プリンセス号には４０００人ほどのスタッフで挑んだが、今回はその４倍は必要になるだろう。さらに運営陣の４分の３は日本武道館と厚生労働省のスタッフで構成されている。彼らにも感染対策の大切さを説く必要があるのだ。やることは山積みだった。しかし、不思議と「大変だ」とは思わなかった。「なんとしてでも、日本はできるんだということを世界に知らしめたい」その一心だった。

ところがここでも壁にぶち当たる。

厚生労働省の人々は、口をそろえて「消毒には次亜塩素酸ナトリウムを使ってほしい」と言うのだ。私は不思議でたまらなかった。先述したとおり、次亜塩素酸ナトリウムは濃度を低くしたとしても、それを長時間吸い込み続けると人体に影響を与える可能性が高い。空間への散布をするにはリスクが大きいのだ。加えて、変色や腐食が起こりやすい。事実、次亜塩素酸ナトリウムで消毒をしたときに、ファブリックに色抜けが起きたり素材が劣化したりといった研究結果があらゆるところで明らかになっていた。また、帰国者受け入れの隔離施設で次亜塩素酸ナトリウムを除菌に使ったところ、ホテルの備品が劣化してしまい、最終的に処分した例も報告されていた。

式典では天皇皇后両陛下が歩かれる場所に真っ白い絨毯が敷かれる。もしもこれが変色してしまったら一大事だ。

「変色するかしないかはやってみないと分からないのかもしれませんが、あの絨毯は宮内庁が持ってこられるんですよね。だとしたら、万が一何かあったときに責任は取れません」

私の言葉に、厚生労働省の人々は眉間にシワを寄せ、困惑したような表情を浮かべた。彼らの前に、一枚の資料を差し出す。加速化過酸化水素、次亜塩素酸ナトリウム、アル

各除菌剤の効能

成分名	洗浄性	腐食性	変色性	臭　気	安定性	火　気
加速化過酸化水素	○	△	△	△	○	○
次亜塩素酸ナトリウム	×	×	×	×	×	○
アルコール	×	△	△	△	○	×
次亜塩素酸水	×	△	△	△	×	○

当社資料より作成

コール、次亜塩素酸水それぞれを、現場作業において重要視すべき項目ごとに整理したものだ。

「○は良好、△は大きな被害はないが注意が必要、×は不適切であることを指します。私は断然、加速化過酸化水素の使用をおすすめしています。これはダイヤモンド・プリンセス号でも使われたもので、洗浄性も高く、汚れが付着した箇所でも除菌が可能です。一方で次亜塩素酸ナトリウムなどは洗浄性が低い。通常、除菌が必要な箇所というのはホコリやタンパク質などが付着していますから、もしも次亜塩素酸ナトリウムを使うのであれば消毒の前に清掃作業を念入りにしなければなりません。ここが、作業時間が短縮できないわりに除菌効果がさほど得られずに感染者を増やしてしまう要因であると私は考えています」

「じゃあ……次亜塩素酸ナトリウムよりもアルコール性が高

い消毒剤を使うのはどうでしょうか。正直、そのカソクカカサンカスイソというものは、マニュアルには掲載されていないのでなかなか使うのに許可が下りないんです」

彼が申し訳なさげに言う。

「しかし、高濃度のアルコール消毒を使うとなると今度は引火の危険性が考えられますよ。私は、療養施設の立ち上げにも少々関わっています。その際、引火を避けるために施設のブレーカーをすべて落として消毒作業を行ったホテルもありました。でもね、防護服を着用した作業員たちは、思っている以上に体力を奪われているのです。感染対策だけでなく熱中症対策にも気を配らなければならなくなり、結果、作業時間が倍以上かかってしまったという話を耳にしたことがあります」

皆、食べ物が喉につっかえたような顔をしている。無理もない。これまで彼らはコピーロボットのように「次亜塩素酸ナトリウムが良い」と言ってきたのだ。突然それを否定されてしまっては、返す言葉がなくなってしまうだろう。

しかし、海外ではごく当たり前のように加速化過酸化水素が広く使われているのだ。

ＣＤＣは「医療施設における消毒と滅菌のためのＣＤＣガイドライン（２００８）」で、０・５％の加速化過酸化水素が殺菌活性および殺ウイルス活性を１分間で、殺抗菌活性および殺真菌活性を５分間で示すことを認めている。

おそらくこの薬剤は薬事認可のない成分があるので推奨を敬遠している部分もあるのだろう。ここでも「決まり」にがんじがらめになってしまったのである。

結局、アルコール性が高い消毒液は、消防庁からは「引火性が強いと考えられる」、そして警視庁からは「テロの危機感が高まりかねない」という理由で、ストップが出た。そして協議を重ねて全員が納得したのは、アルコール性が低い消毒剤だったのだ。またしても、加速化過酸化水素の存在は認めてもらえなかった。

「できない理由を考えるより、やれる方法を考える」

何度も頭のなかで繰り返す。今できることを、できる限りの力を振り絞ってやる。

これこそが、特殊清掃人だ。

連日連夜の打ち合わせが続くなか、現地でのシミュレーションが許されたのは開催の10

日前のみだった。社会・援護局の男性と一緒に誰もいない日本武道館に足を踏み入れる。

建築面積8132240平方メートル、総延べ床面積2113万3300平方メートル、敷地使用面積1262万5000平方メートル。文字だけで感じていたその広さと、実際に自分の目で見る広さはまったく違っていた。息遣いすら響き渡ってしまいそうなほど、しんとしている。

会場の中央に立ち、360度あたりを見回す。図と照らし合わせながら、作業員たちの動線を確認する。一人として欠けてしまってはならない。日本の威信を懸けた、人生最大の一大プロジェクトだ。

たくさんの思いをのせた夜

8月14日の決戦前夜。

この日のミッションは、設営後の日本武道館すべてを消毒し終えることだった。設営終了の知らせを受けたのが20時頃。数百人のスタッフを連れて会場に向かう。まさか武道館に防護服を身に着けて入るなんて、会社を立ち上げた頃は想像もしなかった。

今にして思えば、なんとも不思議な縁だ。戦争への想いをきっかけに起業した会社が、戦没者追悼式に立ち会うなんて……。

だからこそ余計に、今回の仕事には力が入っていた。新型コロナウイルスに果たし状でも突きつけるような意気込みだった。


中のことは警備上詳しく書けないのだが、会場に準備されたもの一つひとつが威厳を放っていて、消毒作業で触れるたび、みんなにピリリと緊張が走るのを感じた。数日前に見た空っぽの武道館とは大違いだ。

遅くとも明け方には作業を終えなければならない。一人ひとりに指示を出しながら、メインとなる会場、総理大臣の控え室、天皇皇后両陛下専用の姿鏡などを念入りに消毒していく。そして——。

「ここは俺がやろう」

私は、献花台の前に立った。一面を覆い尽くす白と黄色の菊の花たち。ニュースで見ていたよりもずっと大きく、そしてそれが神聖なものであることは誰の目にも明らかだった。姿勢を正し、深々と一礼する。

「あなたがたの御霊に対し、謹んで哀悼の誠を捧げます」

精一杯の敬意を表し、作業に当たらせてもらった。

すべての消毒を終えた頃には、24時をまわっていた。

闘いの幕が上がる

8月15日、5時——。

ビルの間から朝日が昇り始める。洗い立てのようなまっさらな太陽の光に照らされて、身も心も丸裸にされている気分だ。社会がまだ動きだす前の静かな道を歩くと、木々の香りをのせた爽やかな風が頰をかすめた。

それにしても館内はまるで蒸し風呂だった。

もちろん会場はエアコンが効いているが、入り口や地下の控え室、廊下で感染対策に当たる者のところまでは涼しい風は届かない。防護服よりはいくらかましではあるが、首元までしっかりとネクタイをしめた礼服姿もなかなか堪え難い。しかし、苦しい様子を顔に出してはならない。少しでも集中力が切れてしまったら、大きなミスにつながりかねない。至って冷静に、そして迅速に判断することが今回の成功のカギを握っているのだ。

作業員たちを区画ごとの配置につかせると、私は全体に不備はないか確認をしながら歩いて回った。

11時51分。無事に開式となり、天皇皇后両陛下がご臨席される。例年は約6000人が出席するのだが、今年は600人ほどと大幅に縮小した。感染防止の一つで国歌斉唱はなく、楽団による演奏のみだ。それでも、やはり国歌が流れると空気が引き締まる。

会場の人々とともに黙禱を捧げたいところだったが、そうもいっていられない。この日、私が最も気を張ったのは「トイレ」だった。

新型コロナウイルスの主な感染経路は「飛沫感染」と「接触感染」だといわれている。

トイレは室内と比べると換気が不十分なことに加え、狭いスペースの中を多くの人々が行き来する可能性が高い。また、式典など人が集まる場所のトイレには行列がつきものだ。つまり、公衆トイレは飛沫も接触も比較的多い場所なのだ。さらにいえば、尿や糞便の中にもなんらかのウイルスが存在していることから菌が充満していることは明らかである。ダイヤモンド・プリンセス号の船内環境調査でも、感染者が利用した部屋を調べたところトイレ床13カ所から新型コロナウイルスが検出されていた。

また、のちに分かったことだが、中国江蘇省疾病予防管理センターの研究者らの発表によると、新型コロナウイルス感染症患者専用の病院内のトイレと、トイレ以外での新型コロナウイルスの検出状況を調査したところ、陽性のほとんどは患者のトイレに関連する場所から検出されたという。

それだけ、トイレは感染リスクが高い場所なのである。

トイレの外では間隔をあけて並んでもらえるように流れを整備し、一人ひとりに手指の消毒を呼び掛ける。接触回数を少しでも減らせるよう、もちろん消毒液が入った容器を扱うのはスタッフだ。そして、用を足して出ていく際にも消毒をしてもらった。

言葉にすれば「そんな当たり前のことか」と思われるかもしれないが、これを何度も何度も繰り返すのはそう簡単なことではない。まして、感染対策をきちんと学んでいないスタッフが作業に当たれば、それだけ声掛けも適当になってしまうので注意が必要だ。私は、その点も見越してスタッフの配置を考えていた。この「当たり前」ができていないから、あらゆる場所でクラスターが起きているのだ。何事もまずは「凡事徹底」を貫く。だからこそ、私たちは今日この場にいられるのだと思っている。


式は滞りなく終えることができた。

すべての出席者が会場をあとにし、私たちもそれに続いて外に出る。日光が真上から降り注ぎ、じりじりとアスファルトを照りつけていた。すがすがしいほどの青空が、成功を祝福してくれているようだった。

「もしも失敗したら、会社は存続できないかもしれない」という一抹の不安がなかったといえば嘘になる。依頼を引き受けた日の夜は、布団の中で「本当にこれで良かったのだろうか」と何度も自問自答した。しかし、終えた今なら分かる。「仕事を通じて社会のためになりたい」という思いを抱きながら今日まで突き進んできた私たちが、この仕事に携わるのは必然だったのだ、と。

首相、辞任

感染対策は十分にできたという自負はあったものの、2週間は気が休まらなかった。テレビや新聞をくまなくチェックし、新型コロナウイルスに感染した人数が報告されるたびに「参列者ではないか」と、不安の念に襲われた。「そんなはずはない、対策は完璧だったのだから、大丈夫だ」とどんなに自分に言い聞かせても、すぐに不安はにじり寄ってくるのだ。

もう大丈夫だろうと胸を撫で下ろしていた矢先に、またもやニュースが飛び込んできた。

安倍晋三首相（当時）が、辞意を表明したのである。

7年8カ月と歴代最長の政権を築き上げた人物の、突然の決断に日本中がざわめきたった。持病の潰瘍性大腸炎が再発し、体力が消耗されている今、国民の負託に自信をもって応えられるような状態ではない、という理由だ。今だからいえる話だが、確かに戦没者追悼式の際、壇上に上がった安倍前首相はやや体調が優れないようではあった。その様子を見ていた私としては「これは、賢明な判断なのだろう」と思わずにいられなかった。しかし、一国のリーダーが退くということは、重たいものである。いったい、これからの新型コロナ対策はどうなるのか。我々国民は何を指針に頑張ったらいいのか。次期首相は誰になるのか。その人物は信用に値するのか。

首相にねぎらいの言葉を掛ける人がほとんどではあったが、多くの人は不安を感じずにはいられなかっただろう。

まだまだ出口は見えそうにない。

第5章

命を落とす現場作業員を救え
全国を飛び回り伝えた、正しい除菌作業

第3波より怖いもの

夏の延長戦のような暑い9月に入ると、感染者数は徐々に減っていった。菅義偉官房長官が首相に就任し、新型コロナウイルス感染拡大の阻止と経済活動の両立を誓った。

そして、回復した元コロナ感染者の血液を採取し、体内で抗体がどこまで持続するのかといった大規模な調査もスタート。ワクチンの研究開発も本格的になった頃だ。「今年こそは年末を穏やかに過ごせそうだ」と、多くの人は安心したことだろう。

しかし、私にはこのまま新型コロナが黙って消えていくとは到底思えなかった。気温が下がり、冬に入れば空気は乾燥する。いわゆるインフルエンザの流行シーズンだ。新型コロナもまた、冬になれば活性化するはずだと、国立感染研究所でも囁かれていた。

油断は絶対に禁物だ。

第1波、第2波の頃と比べると除菌・消毒の依頼は減少していたので、私は第3波対策に打ち込んだ。きっと今後も感染者は増える。そのときに慌てなくていいよう、ネットワークを強化しなければいけない、と強く感じていた。

「ダイヤモンド・プリンセス号と戦没者追悼式での経験を何かにまとめて発信したらどうか」

社員たちとも、これからの取り組みについて話し合っていたときだった。

ふとテレビをつけると、夕方のニュース番組で消毒会社の作業員が新型コロナに感染して死亡したことが取り上げられていたのだ。遺影の前で、涙ながらに奥さんが取材に応じている。

「惟村さん、これって……」

「ついにここまできたか……」

私たちはテレビから目が離せなくなってしまった。

死亡した男性の会社は、羽田空港をはじめとする大規模施設で、除菌や消毒の実績があったようだ。既存の清掃業者がリスクの高い感染病棟に入ることが許されなくなった際に、白羽の矢が立ったのもこの業者である。「レッドゾーン」と呼ばれる危険区域での作業が日夜続くこともあったという。作業スタッフは毎日ＰＣＲ検査を行い、家族への感染防止のために近隣のホテルに寝泊まりをするなど、感染対策にも力を入れているように見えた。

ところが、１人亡くなってしまった。ほかの作業員は陽性ではなかったことから、現場で感染したのかどうかは定かではない。ただいえるのは、新型コロナに感染したことで、妻や子どもに会えないまま入院し、そしてようやく家に帰ったときにはすでに「骨」になっているということである。家族は、最期を看取ることさえできないのだ。遺族の方がテレビの取材に対し何度も「まさか……」と言っていたが、その「まさか」が起きるのが新型コロナウイルスの怖いところである。昨日まで当たり前だった日常は、戻ってこないのだ。

こんな悲しいことがあっていいのだろうか。

握った拳が、小刻みに震える。新たな闘いが始まった。

第１波を越えて第２波に入ったあたりから、突如として除菌や消毒を請け負う会社が乱立したことは感じていた。いわゆる反社会勢力といわれる集団がオゾンでコロナウイルスを消滅させるという事業を始めたという話も耳にしたことがある。

これまでは気にも留めていなかったが、消毒に当たった作業員が死亡したという話を聞いたときに「責任の一端は私にあるのかもしれない」と感じた。

ダイヤモンド・プリンセス号の除菌・消毒作業に関わったことから、私のもとにはたくさんのメディアから取材依頼が入るようになっていたのだ。「除菌で気をつけるべき点はどこか」「冬の新型コロナ対策はどうすべきか」など、さまざまな切り口で取り上げてもらった。ニュース番組、ネット記事など、80件を超えるオファーをいただき、できるだけそれに応えてきた。すべては、この知識が誰かの役に立つのなら、という思いからだった。事実、テレビを見た人々からは「とても勉強になった」「一般人でも分かりやすい方法で実践しやすい」といった声が聞こえていた。しかし、業者が乱立してしまった理由は、ここにあったのではないかと思う。いわゆる「コロナビジネス」を、私は知らず知らずのうちに発信してしまっていたのだ。見る人が見たら「日陰にいたはずの特殊清掃の会社がここまで注目を集めるということは、新型コロナウイルスの除菌・消毒にはビジネスチャンスがあるということだろう」と思うのも無理はない。あるいは、分かりやすく消毒について解説してしまったがために「こんな簡単にできるなら、自分でも会社を立ち上げられるかもしれない」と勘違いをした人もいたのではないだろうか。

加えて、私は第1波が起きたときにチームを作るべく一般公募をし、半数以上の応募を落とした。もしかすると、そのときにはじかれた人々が「だったら、自分で会社を始めてしまえ」と起業に乗り出したことも考えられる。

この状態を招いてしまったのは私だ——。

重たい息がこぼれる。これまで、私たちの会社が培ってきた除染・消毒のノウハウは、表に出さないようにしてきた。「ノウハウが知りたいから入社したい」という人もいたが、相手にしてこなかった。しかし、情報を独占しているようでは特殊清掃の業界だけでなく、日本の未来も危ういかもしれない。

今度は私が、導く側にならなければ。

正しい情報を伝える

あれだけ青々と茂っていた街路樹の木々たちは色づき始め、秋の訪れを感じさせる心地よい風が肌をなでる。うるさいほど聞こえていたセミの鳴き声も、気づけば消えていた。新型コロナウイルスとの闘いが始まってからは、なかなか季節の移ろいを楽しむ余裕などなかった。ひたすらに走り続けてきた。

今は少し歩みを止めて、これまでやってきたことを振り返るときなのかもしれない。

スマートフォンを手に取り、なじみのある人物に電話をかける。

「もしもし？」

「細貝さん、惟村です」

電話の相手は、日本除菌脱臭サービス協会の細貝氏だ。今の会社を立ち上げた当初から情報の共有などで世話になっている。しばし世間話を楽しんだあとで、本題に入る。

「実は、一般清掃業者に向けて正しい新型コロナ除菌の実技セミナーを開こうと思うんです」

「それは、思い切りましたねえ。同業者にノウハウを公開するということですよね」

「ええ。私には、ダイヤモンド・プリンセス号や戦没者追悼式で除染に当たった経験があります。ここで得た知見は、絶対に後世に活かすべきだと思うんです。もう、競合がどうのこうのいっていられるような状態ではない」

「おっしゃるとおりですね」

細貝氏も、この状況に思うところがあるのだろう。深いため息が聞こえる。

「今日電話をしたのは、ぜひ細貝さんにも協力をしていただきたいからなんです」

「……私、ですか?」

「はい。私たちの技術と、日本除菌脱臭サービス協会の知見を掛け合わせて、ほかにないセミナーを作りたいんです。新型コロナは、目に見えないばかりに詐欺の温床になりつつあります。このままではきちんと仕事をしている会社でさえ、色眼鏡で見られてしまう。それに、詐欺業者に引っ掛かってしまった方も幸せになりません。この状況を改善するには、やっぱり私たちのノウハウを知らしめることがいちばんだと思うんですよ」

しばらくの沈黙のあとで、力強い細貝氏の声が返ってくる。

「惟村さんの気持ち、よく分かりました。ぜひやりましょう」

「Re-BORN」、始まる

話は面白いほどスムーズに進み、11月には初めてのセミナーを開催する運びとなった。主にセミナーで伝えるのは3つ。「作業従事者の感染リスクヘッジ」「ヒューマンエラー」「空間全体の処理」をカバーする方法だ。これらの技術をまとめて「Re-BORN」と名付けた。

セミナー開催を告知して数日で、すぐに定員が埋まった。会場となった東京都内のホテル会場には、100人以上の参加者がやって来る。ほとんどが社員数わずか数十人の小さな特殊清掃業者だったが、なかには大手清掃会社や大手ビル管理会社の人たちもいた。顔ぶれを見て、私はこのセミナーの成功を確信した。どんなに大手であっても、まだ発生して1年にも満たない新型のウイルスと対峙するための術は持ち合わせていないのだ。やはり、私のこれまでの経験はきっと活かされる。確かな自信が芽生えた。

セミナーではまず「ゾーニング」の基本的な考え方や方法、やる理由を説明したあとで新型コロナ除菌消毒の工程を、実技を交えながら伝えていく。

一つ目は「オゾン燻蒸《くんじょう》」だ。新型コロナはエアロゾル感染すると一部ではいわれている。エアロゾルは水分を含まず粒子が小さいため、空間を浮遊しやすいため恐ろしい。明確な定義はないものの、3時間程度は感染効力をもったまま空間に残るといった報告も上がっているため、感染対策のためにこの空間に入る作業員は十分に注意しなければならないのである。そこで、空間にあるウイルスの不活化を促すために高濃度のオゾン発生器を使って、作業前に空間をオゾン燻蒸するというわけだ。

オゾンに脱臭効果があることはよく知られているが、実は強い殺菌作用もあり、その効

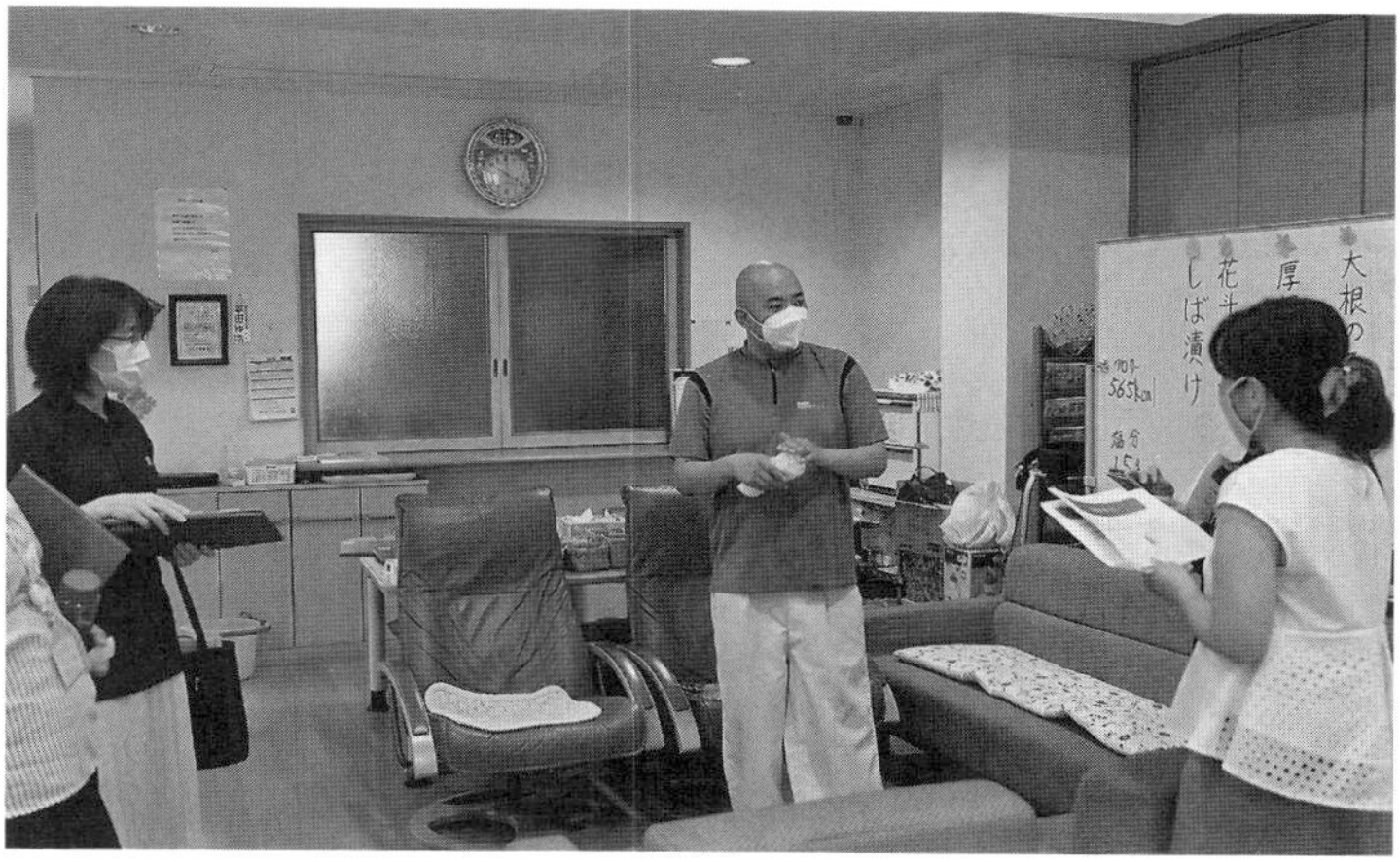

セミナーで正しい知識を伝える

果は塩素系の消毒剤の6倍以上ともいわれている。なによりも、現場で命を張って闘う作業員たちが、少しでも安心して仕事に当たれるようにするためには絶対に欠かせない。これができてようやく本格的な除菌・清掃作業に入れるのである。

次の工程は「薬剤による拭き取り」だ。

戦没者追悼式の際にもその話題が出たが、「新型コロナウイルスは消毒剤を空間に噴霧すれば良い」と考えている人は多い。しかし、薬剤の噴霧は不均一で不確かなため、ダイヤモンド・プリンセス号では禁止とされていた。WHOが推奨している方法は「拭き取り」なのである。

以下は、WHOやCDC、厚生労働省が認定した作業方法だ。ダイヤモンド・プリンセス号でもこの方法を用いた。

1．作業員の除染場を設置

作業員の靴の裏や防護服にはウイルスが付着しているため、現場から外に出る際に必ず消毒ができる場所をあらかじめ決めておく。

2．作業着に着替える

ひとえに着替えるといっても、きちんとしたルールがある。まずは防護服を身につけ、次にマスク、ゴーグル、最後に手袋を2重につけるといった流れだ。

3．消毒は高所から

目線から1m程度までの高さを、まずは念入りに消毒。この際に注意すべきは、ウエスに薬剤を大量につけて一定方向に拭き取ることだ。菌を拭き取るというよりも薬品を丹念にその場に塗り込むと考えたほうがイメージしやすいだろう。このとき、使用する薬剤は一般的には500PPM以上の次亜塩素酸か70%位以上のエタノールが推奨されているが、私たちは「加速化過酸化水素」を使用する。従来の消毒剤よりも乾燥が早いため、消毒作業が終わればすぐに現場に立ち入ることができるからだ。

4．低所の消毒作業

高所が終われば、次は床の消毒だ。この場合も、すべて拭き取りで対応する。

※カーペットタイプの床の場合は薬剤を散布し、カーペットクリーナーで対応することもある

5．退出

退出時は工程1で決めた除染場所で靴の裏を除染し、手袋を外す。そしてゴーグル↓防護服↓マスクという順で脱ぎ、最後に手を消毒する。もしもこの工程を間違えると新型コロナウイルス除菌は失敗となってしまう可能性があるので、退出時には監視員を一人設置し、ミスがないかを入念にチェックすることも大切だ。

このように、すべての工程にマニュアルを設けることで滞りなく作業を終えることができる。また、私たちが新型コロナウイルス除菌でいちばんといっていいほど重要視しているのは、消毒を終えたあと空間を整えるために、オゾン散布で最終仕上げをするという点だ。

除菌をする前の室内にはウイルスが蔓延していたが、徹底した消毒によって一時的にその空間は「無菌」の状態となる。無菌なのは良いことだと思われるかもしれないが、実はこの無防備な状態がいちばん危険で、ウイルスはあいている空間を見つけて再び入り込んでしまうのだ。

だから私たちはオゾンを散布し、「善玉菌」を増やす。こうすることで空間は安定し、人体に悪影響を与える菌が入りにくくなる。

ちなみに、すべての工程においては「ヒューマンエラー」を起こさないために、「作業員に無理を強いてはいけない」ということも大切だ。

日本人はついつい、本来は10人いなければならない現場を9人で担当し「一人ひとり、自分がもっているパフォーマンス以上のものを発揮して頑張りましょう」という考え方をしてしまう。いわゆる「根性論」を押し付けて、気合いでなんとかしろ、というものだ。私にもどこかその気があり、これまで何度も社員たちに努力を強要してきた面があったように思う。

ところが、ダイヤモンド・プリンセス号は違った。お金も人もこちらが「そこまでやるのか」というほど投じていたし、「そんなに休憩していたら時間が足りなくなってしまうのでは」と不安になるほどしっかりと休憩時間も設けていた。私たち日本の作業員たちも「人の命が関わっている現場では無理をしたらいけない。全力を出し切ってしまったら、疲れからヒューマンエラーがどうしても起こりやすくなる。だから、ちゃんと休みなさい」とことごとく言われていた。気合いでなんでもできると思ったら大間違いだということを、ダイヤモンド・プリンセス号は教えてくれたのである。この知見は、命を落とす作業員を出さないためにも、絶対に日本の現場で活かすべきだろうと、そのとき確かに思ったのだ。

実技セミナー「Ｒｅ-ＢＯＲＮ」は開講のたびに受講生が増え、そして受講をした企業のなかには「『Ｒｅ-ＢＯＲＮ』式を取り入れています」といったバナーをホームページ上に掲載してくれるところも出てきた。

まさに、私たちのやり方が業界のスタンダードになりつつある。「仕事を通じて社会のためになりたい」という願いが一つ、叶ったように思えた。

最後の乾杯

10月某日。

６人の仲間たちとともに私は六本木にいた。第１波、第２波と乗り越えられたのは彼らがいたからだ。みんなこれまで命懸けで闘ってきた。よく生き延びて顔を合わせることができた、私はそんな気持ちだった。

そして第3波は必ず来る。死闘はまだ続く。命を落とす者がいてもおかしくない。

その前に、顔を合わせてこれまでの祝杯をあげたかった。考えたくはないが、これが全員そろって集まれる最後の機会になるかもしれないのだから——。

「惟村さん、ここめちゃくちゃ高いんじゃないですか」

某すきやき店ののれんをくぐりながら、社員が恐る恐る尋ねる。

「馬鹿、当たり前だろ。久しぶりにみんなで飯を食うんだから、今日くらいは奮発するさ」

鼻で笑いながら個室に入る。思えばここ数カ月は、こんなふうに冗談を言い合う余裕もなかった。みんなギリギリの状態で闘ってきてくれたのだ。一人ひとりの顔をゆっくりと見ながら、これまでの日々を思い出していた。

「みんな、今まで本当によく頑張ってくれた。リスクが高い現場で、泣き言も言わずによくついてきてくれた。でも、まだ終わりじゃない。これからも気を引き締めていこう。とにかく、ありがとう!」

久しぶりの乾杯だ。

「なんか最後の晩餐みたいっすね」

社員の一人が肉をハムスターのように頬張りながら笑った。

「まあ、あながち間違ってはないかもな」

ちびちびと飲んでいた日本酒のグラスを静かにテーブルに置く。

「不吉なこと言わないでくださいよ！」

「第3波は確実に来ることくらい、お前らも分かってるだろう。もしかしたら、年末にはもう会えなくなる可能性だってあるんだ」

「まあ、そうですよね。今まで以上に、気を引き締めていかないと」

あれだけ「うまい、うまい」と食べていた社員たちの箸が止まる。

新型コロナウイルスが日本にやって来てからというもの、たくさんの日常が奪われた。当たり前だと思っていたことが、どれほど尊い出来事だったのかということを、嫌というほど思い知った。1年前は、こうして社員たちと食事をするなんてごくごく普通のことだったのだ。それが今や、みんなが集まっただけでこんなにしんみりしてしまうとは……。胸の奥に、歯がゆさを感じる。

「まあ、またみんなで笑って会える日が来ると信じて、頑張ろうや」

「生き残ったら、またここ連れて来てくれますか?」

「おう。すきやきでも焼き肉でも、好きなもの食べさせてやる」

社員たちが幸せそうに食べている様子を目に焼き付ける。来年は、日常が戻ってくることを信じたい。

「よし、もう一回、乾杯しとくか」

グラスとグラスが重なり合う音が福音《ふくいん》であればよい、と切に願った。

第6章

1日最大7000人超。
過去最多を更新し続ける感染者数
命を懸けて挑んだ第3波との死闘

想像を超えた第3波

ところがあの音は、3度目の悲劇を予感するものとなってしまった。

国立感染研究所の研究結果などから、第3波は12月あたりに来るのではないかと踏んでいたのだが、11月に入ってからというもの、感染拡大のペースは日増しに速くなっていった。

11月14日には新規の感染者数が1736人になり、第2波のピークといわれた1605人を超えてしまったのだ。さらに第2波と比べると60代以上の割合が増え、重症化するリスクも高くなっていた。日本医師会の中川俊男会長は「いわゆる第3波と考えてよいのではないか」という見解を示した。

第3波襲来の背景には、これまでとにかく自粛生活を強いられてきた国民の一部が、さすがに限界を感じたこともあるだろう。その緩みが、数字に表れているようにも思う。とはいえ、それは誰かのせいではない。新型コロナウイルスが、我々が想像していたよりもはるかに強敵だったということだ。

気温が下がってきた北海道では、特にその猛威をふるった。

北海道旭川市にある「旭川厚生病院」では22日、院内で29人の感染が確認された。のどに違和感を覚えた1人の看護師がPCR検査の結果20日に陽性となった。そのため、接触したと思われる患者や職員にも検査を実施したところ、2つの病棟で28人の感染が発覚したのだ。その後も無症状の患者らを介して感染がどんどん広がっていき、12月29日には合計311人もの感染者が見つかった。国内最大級のクラスターだ。

旭川厚生病院といえば市内に5つある新型コロナウイルスの患者受け入れ病棟の1つ。どれほどの人たちの心に、深い影を落としただろうか。

「やはり、新型コロナの患者を受け入れている病院は危険だ」

「治療をするための病院で感染するなんて、管理がなっていない」

そんな理不尽な声にたくさんの人たちが耐えていた。

それでも病院は休業にはできない。生死を懸けた患者がたくさんいる。私のもとにはいくつかの病院から悲痛な声が届いた。

「もう限界です。助けてください。清掃までやっていたら、通常の医療業務ができません。現場は混乱しています」

第２波のときに連絡を受けた病院と同じだ。病院はこれほどまでにヘルプを出しているというのに、予算が組めないというだけで私たちの出る幕がなくなってしまうのだ。いっそボランティアでできればどれだけ良いだろうかと、何度も考えた。しかし消毒に使う機器や消毒液は決して安価ではない。作業のたびに取り替える防護服やマスクだって、経費が掛かっている。私もまた、社員たちを助けなければならない立場なのだ。どれほど頭のなかでシミュレーションしたとて、ボランティアとして除菌・消毒作業に取り掛かるのは土台無理な話だった。

国は「そんなに人手が足りないのなら、こちらとしても予算は割けないのだから、自衛隊を出動させるしかない」と判断したという。しかし本来、自衛隊とは自衛隊以外に代わりがいないときに呼ばれるものだ。代わりならここにいる。ここに、知識も技術も兼ねそろえ、人も十分に確保している組織がいる。それなのに、民間企業には頼ってもらえないのか——怒りが激しい波のように、身体全体に広がっていった。

世論に訴え掛ける

そうこうしている間にも、現場の医師や看護師たちは疲弊していく。患者に見られないように、こっそりと院内の隅で涙を流す看護師を何度もこの目で見た。もちろん、第1波と第2波をなんとか乗り越えた医療機関には、すでに新型コロナウイルスに関するさまざまな対策のノウハウは蓄積されていた。しかしそれをもってしても、現場は決して穏やかではなかった。


「看護師たちの管理が甘いせいで、コロナをうつされた」

「この病院に来たせいで感染してしまったのに、なぜ看護師たちは防護服を着ているんだ」

「がんの治療で入院したのに、治療を中断させられた。いつになったら再開できるんだ」

激しい言葉をぶつける患者も多かった。その都度、なだめたり謝ったりしてなんとかやり過ごす日々。なかには同居している両親から「私たちはもう高齢だから、万が一でも罹患したらとても困る。だから、家を出て行ってくれないか」と言われたり、子どもを預けている保育園から遠回しに登園拒否を言い渡されたりと、周りの理解不足に苦しんだ人たちもいた。感染病棟への配置を命じられて泣きだす人も多かったという。それだけ、彼らは精神的にも肉体的にも限界を感じていたのだ。

また、新型コロナウイルスは現場のみならず、病院経営そのものにも大きな負の影響を与えていた。

日本病院会、全日本病院協会、日本医療法人協会の合同調査をもとに、全体平均、新型コロナウイルス感染症患者未受け入れ病院、コロナ患者受け入れ病院別に医業収入を見てみると、驚くべき数字が分かったのだ。なんと、２０２０年４月の全体平均は前年同月に比べてマイナス10・５％、未受け入れ病院でマイナス７・７％、受け入れ病院でマイナス12・４％と、受け入れ病院の経営状況が著しく悪化していた（２０２０年５月27日新型コロナウイルス感染拡大による病院経営状況緊急調査〔最終報告〕より）。医療機関の半分がボーナスを大幅に減額したのには、こういったワケがあったのだ。しかし、命を張ってこれだけ大変な思いをしているのに、賞与までカットされてしまっては現場のモチベーションは上がらない。とある医院では、数百人の看護師たちが一斉に退職希望を出すという異例の事態も起きていた。まさに負の連鎖だった。

それでも、自分の使命を全うするために恐怖を隠して現場に立つしかない。そんな思いをしている人々が、医療の現場にはたくさんいるのだ。見てみぬふりなど、どうしてできようか。

ダイヤモンド・プリンセス号ではあれほど「命が関わる現場では人もお金も十分過ぎるくらいに投じなければならない」と言っていたのに——日本はこの期に及んでもまだ根性論でなんとかしようとしているのかと思うと、今にもやり場のない苛立ちが爆発してしまいそうだった。

医療現場が逼迫していたのは、なにも北海道に限った話ではない。重症患者の治療に当たっていた病院の多くが、ぎりぎりの対応を迫られていた。

そんななか、東京都は新型コロナウイルスの重症患者向けのベッドを今よりさらに50床増やすことを医療機関に要請する。しかし、どれだけベッドが増やせたとしても治療に当たる人手が不足していたら元も子もない。そんな状態で受け入れ数だけ増やしたらいつヒューマンエラーが起こるかも分からない。それなのに「予算がないから」の一点張りなのだ。

政府の分科会が示す4段階の新型コロナウイルスの感染状況では「最大で確保できる病床の使用率」が50%を超えると、最も深刻な「ステージ4」に相当するとされている。そして、12月8日の時点で北海道、東京都、大阪府、兵庫県、高知県がステージ4の水準に達したのだ。このままでは医療の提供体制が機能不全になってしまう。救えるはずの命が、救えなくなる危険性をはらんでいた。

さらにこの頃になると、看護師や病院職員の退職が相次いで問題視されるようになっていた。自分もいつ感染するか分からない危険と隣り合わせの労働環境下。なかには「家族に迷惑を掛けないように」とホテルから通勤する人や、周囲からの差別に苦しむ人もいた。それなのに労働ばかり強いられて待遇が不十分だったら、現場を離れたくなるのも無理はないだろう。事実、30人以上が退職した病院も出始めていたのだ。

「民間に頼ってもらえないのなら、世論に訴えるしかない」

私は覚悟を決め、顔見知りの報道局の人々に病院の実情を吐露した。どうにかメディアで取り上げてもらえないか。現場の声を聞き、救ってもらえないかと聞いて回った。報道マンの多くは私の切実な思いを汲んでくれ、12月に入る頃には少しずつ看護師不足の現場の声がメディアで取り上げられるようになった。

それが功を奏したかは分からないが、12月25日の夜に菅義偉首相は会見を開いてこう述べた。

「新型コロナの患者を受け入れるための病床を増やし、現場の方々の処遇を改善し、責任をもって医療体制を整備する」

同日の閣議で、新型コロナウイルス感染症患者を受け入れている医療機関へは、追加予算約2700億円を確保した。そして、新型コロナ対応で派遣される医師や看護師への派遣額を増やすことも明らかになったのだ。

追加予算の内訳はこうだ。

病床が逼迫している地域および重症患者を受け入れている医療機関などに対し、1床当たり最大1500万円を補助（対象は全国2万8000床が対象）。さらに新型コロナ対応で派遣される医師には1時間1万5000円、看護師には1時間5500円を補助する。

もちろん、これは十分ではないかもしれない。医療現場の人々の負担を少しでも減らすには、国民一人ひとりがさらに気を引き締めて感染対策に当たることだって重要だ。それでも今まで埋もれてきた現場の声が、こうして政治を動かしたのだ。

私は直接関わることはできなかったが、それでも「できない理由よりやれる方法を考える」ことを実践した。しかし少しでも現場の力になれたとしたら、これほどうれしいことはない。

変異株の出現で増幅する恐怖

同じ頃、海外では一足早く、新型コロナウイルスに対するワクチン接種が始まっていた。これでようやく収束へのシナリオが見えたか――世界中がほっと胸をなでおろした。日本にもワクチンが届けば、今のような出口のない迷路からやっと脱出することができるかもしれない。みんなそう思っていた。しかし、ウイルスというやつは私たちが希望を見いだした途端に、新たな難題をぶつけてくるのである。

イギリスで、感染力が強いとされる変異した新型コロナウイルス（N501Y）が広がっていることが判明したのだ。国立感染研究所によると、変異株はこれまでのものよりも伝播性が最大70％増加していることが報告された。

イギリスはすでに外出制限などを含む最も強い措置「ティア4」を発出し、各国ではイギリスへの行き来を禁止することが発表された。

もしもここまで感染力が強いウイルスが日本にも来てしまったらどうなるのだろうか。

日本でも第3波に突入した新型コロナはその勢力を増していた。加えて医療現場は相変わらず逼迫し、人々はすでに政府から要請されてばかりの自粛に心身ともに疲れ切っている。国内で蔓延したら、もう取り返しのつかないことになるのではないか。どうか、イギリスでとどまっていてくれ……しかし、そんな願いはむなしく、12月18日羽田空港に到着した10代の男性、20日に羽田空港に到着した60代の男性、21日に関西国際空港に到着した40代の男女と10歳未満の男児が、それぞれ変異株に感染したことが確認されてしまったのだ。5人ともに、イギリスでの行動歴があった。

ついにきた。

変異株の出現で、収束のシナリオはまたも遠のいてしまったのだ。新型コロナウイルスとの闘いが始まって、約1年。当初は来年の正月はまた笑顔で過ごせるだろうと思っていたのに、そんな願望はあっけなく打ち砕かれた。親しい友人や親戚と集まれない。初詣にも行けない。年が明けた実感さえ起きないまま、２０２１年になってしまう。

いつになったら、出口が見えるのだろうか。

2度目の緊急事態宣言

2021年1月に入ってもなお、感染者は減る兆しがなかった。ニュースでは「前日より5人増加」などと細かい数字を発表していたが、次第に感覚が麻痺していく。東日本大震災のときと同じだ。連日増えていく行方不明者数や死者数が、もはや多いのか少ないのか分からなくなっていった、あのときの例えようのない感情。人の命を数字でカウントするということは、これほどまでに恐ろしい。

そして1月7日には首都圏1都3県（東京都、神奈川県、千葉県、埼玉県）に対して2度目の緊急事態宣言が発令されたのだ。翌日の1日の感染者数は7957人と過去最大の数を叩き出していた。最悪の事態だ。

それでも感染拡大が止まらず、14日には7府県（大阪府、京都府、兵庫県、愛知県、岐阜県、栃木県、福岡県）にも発令された。

「飲食店などに対して営業時間は20時までに短縮し、酒類の提供は11時から19時までと要請」「20時以降の不要不急の外出自粛を要請」「テレワークを推進し、出勤する人の7割削減を目指す」「イベントは収容人数の半分あるいは5000人の少ないほうを上限とする」などといった方針が示されたが、誰もがもう我慢の限界だと思ったことだろう。「いっそ海外のようにロックダウンをしてしまえばよい」という声もあがった。新型コロナウイルスが最初に猛威をふるった頃、中国・武漢市は早々にすべての交通網を封鎖し外出も禁じ、食料品の購入は宅配を利用させるなど徹底した封じ込めに成功していた。アメリカやイタリアも罰則付きの外出禁止令を出し、一部の地域では生活に直結しない企業の活動は停止にしていた。

それに対し、日本の緊急事態宣言は「要請」止まりである。海外メディアからは「見せかけだ」と、その実効性を揶揄する声もあった。

なぜ日本はここまで海外と対応が違うのか——一説によると、そこには憲法が絡んでいるのだという。日本国憲法には国家緊急権が規定されていないのだ。これは、戦争や大災害が起きた際に国民を守るための緊急措置を取る権限のことを指す。戦前の大日本帝国憲法には定められていたらしいが、現在は存在していない。そこにはきっと、戦争によって多くの国民を犠牲にしてきた日本の反省があるのかもしれない。私はロックダウン肯定派というわけではない。すべての私権を制限することが必ずしも良い方向に進むとは限らない。しかし、日本国憲法に守られて過ごしてきた自分たちが、非常事態のときに日本国憲法によって首を絞められるのはなんとも皮肉な話だと思わずにはいられなかった。

最悪の事態は続く。1月18日に静岡県で感染が確認された男女3人から、イギリスで流行しているのと同じ型の変異株が検出されたのだ。

静岡は、私が生まれ育った地だ。これまでほかの地域と比べれば感染者数は少なかったのに、一気に「感染者を出した県」として全国民の注目を集めることとなる。

ところが彼らにはイギリスのみならず海外への渡航歴や入国者との接触はなかった。感染経路が不明ということはすなわち、「市中感染」の疑いがあるということだ。今後も変異株に感染する人が増える可能性があるのだ。

人々の恐怖は増大した。

ただでさえ厄介な敵だったウイルスが、さらに力を蓄えて人類を襲いに来ているのだ。新たな変異株は、この1年で調べ尽くされた新型コロナウイルスの情報では太刀打ちできないかもしれない——そうなれば、振りだしに戻るのだろうか。また日本はパニックに陥ることとなる。

さらに19日には、新型コロナウイルスの重症者が過去最多の1001人となったことが厚生労働省から発表された。日本はまだ、暗闇のなかにいた。

諦めずに前を向く

一方で、第1波、第2波での闘いが実を結んだと感じた出来事もあった。以前より感染者は増えているのに対し、私のもとに入る除菌や消毒の依頼が減少したのだ。会社として喜ばしいことである。なぜならこれは、新型コロナウイルスの感染対策ができる企業が増えたことを意味しているからだ。当初は完全なるブルーオーシャンだったので依頼が私の会社に集中していたが、今は違う。あらゆる業者にノウハウを伝授したことで、特殊清掃業者は除菌や消毒ができるということが認知され始め、そしてたくさんの業者が正しい知識をもって清掃に当たってくれているのだ。

これが、私が実現したかった未来である。依然として収束の兆しは見えないものの、こうして「社会のために、人のために己を尽くす」人たちが増えることほどうれしいことはない。諦めずに後ろを振り向かず進み続けてきたからこそ得られた結果だ。

そうであれば、私自身の新型コロナウイルスとの闘いはここまでだろう。この頃から、そんなことを考えるようになっていた。

これからは「Ｒｅ-ＢＯＲＮ」の清掃方法を習得した業者たちが、意志を引き継いで頑張ってくれるはずだ。だとしたら、私は私にしかできないことをやらなければ――。

それを後押しするかのような知らせが入ったのが、1月21日のことだった。

「東京オリンピックは予定通り開催する」

IOCのトーマス・バッハ会長は、公式サイトを通じて7月23日の開幕を強く訴えたのだ。延期が発表されてからもなお「無観客での開催が妥当ではないか」「中止をしたほうがいいのではないか」と、開催の可否が議論され続けてきた東京オリンピック。しかし、バッハ会長は確かに言った。

「7月23日に始まるオリンピックと8月24日に始まるパラリンピックについて、私たちは成功と安全な開催に向けて完全に集中、コミットしている」

と。一部では「状況が良くなるどころか悪くなる一方の東京都で、海外諸国から人を集めて開催するなんて危険過ぎる」といった中止を求める声もあがった。

しかし、彼は元フェンシング選手で、モントリオールオリンピックの金メダリストでもある。選手たちがこのときに向けて肉体的・精神的に全力を尽くしていることを分かっているからこそ、開催に向けて前向きなコメントを出すのだろう。

開催に際し、具体的にどんな策を講じるのかは分からない。分からないが、私はバッハ会長の言葉を信じたい。世界を感動と熱狂の渦に包むオリンピックを、この目で、そして自分たちが生活をしている日本で見られる日が来ることを、心待ちにしたい。

そう願わずにはいられないのだ。

第7章

2021年2月17日、
新型コロナウイルスワクチン接種開始へ――。
しかし特掃隊の闘いは続く

人類の勝利

2020年末、イギリスで初の新型コロナウイルスワクチンの接種が行われた。BBCによると、接種を受けたのは間もなく91歳になる女性で、「一足早く最高の誕生日プレゼントをもらった。今年の大半を一人で過ごしたけれど、ようやく家族や友達と新年を楽しめる」と語ったという。

欧米から約2カ月遅れること2月17日、日本でも新型コロナウイルスワクチンの接種が医療従事者を皮切りに始まった。アメリカのファイザーとドイツのビオンテックが共同開発した「コミナティ」だ。4月からは65歳以上の高齢者への接種がスタートすることも報じられ、さらに5月にはイギリスのアストラゼネカ、アメリカのモデルナが開発したワクチンもそれぞれ承認される見通しだ。国内で3つのワクチンが使用できるようになるということは、暗い影を落としていた日本にとって非常に明るいニュースだった。

約1年の死闘の末にここまで辿り着いたことは、我々人類が新型コロナウイルスに打ち勝った証であると言えるだろう。

中国武漢で陽性者が確認されたあの日から実に437日、私はこれまでの闘いを振り返らずにはいられなかった。

3度目の緊急事態宣言

ところが、新型コロナは一筋縄ではいかない。

3月21日に緊急事態宣言が全国で解除された途端、感染者数がまた急増したのである。医療現場の逼迫状況も変わらず、神戸市では入院調整のため自宅待機中だった患者が2人死亡したことが発表された。患者の急増に対して、医療機関が万全の体制で立ち向かえていないのだ。

特に大阪は医療崩壊の危機だった。

4月15日の発表によると、大阪府内の重症患者用の病床は運用されている数が241床で患者が226人。これとは別に、重症患者35人が軽症・中等症の患者用の病床で治療を受けている状態だという。併せると、重症患者の数が重症病床の数を上回っているのだ。看護師が足りず病床を増やすことを優先するのであれば、一般診療の機能を縮小せざるを得ない。さらに、昨年大阪府が整備した「大阪コロナ重症センター」には4月16日時点で運用が18床にとどまっていることも分かった。本来であれば30床運用できるはずなのだが、そのためにはあと50人ほど看護師が足りないからだ。それなのに、日に日に増える患者たち。医療現場は崩壊寸前だ。否、すでに崩れ始めていた。

そんな事態を鑑みて、4月25日には東京、大阪、兵庫、京都の4都府県に3度目の緊急事態宣言が発令された。

その翌日には、新型コロナウイルスに感染して亡くなった人の数が1万人を超えたことが判明。間違いなく「第4波」の到来だ。

加えて同日、インドで新たに見つかった変異ウイルス（L452R、E484Q）による感染者が、日本国内で21件確認されていることも明らかになった。イギリスの変異株と比べると、感染力の高さに加え免疫効果を低下させる可能性もあると見られている。インドではこのウイルスが拡大し、1日の感染者数が34万人を超えているというのだ。

この1年、日本は新型コロナによって強くならざるを得なかったが、新型コロナもまた成長していたのである。

さらに、新型コロナウイルスに感染していなくても命を落とした人は多くいる。

「自殺」だ。

厚生労働省が去年1年間に自殺した人の確定値を公表（2021年3月）したところ、2020年における総自殺者数は全国で合わせて2万1000人を超えたことが分かっている。女性は2019年から935人増加の7026人。小学生は14人、中学生は146人、高校生339人と、過去最多になってしまった。

彼らすべての要因が、新型コロナウイルスかどうかは分からない。しかし、借金の返済に悩んだ経営者や、非正規で仕事を失ってしまった女性たちが自ら命を絶つ判断をしたという話は、私の身の回りでも少なくなかった。自粛生活が長引き、ずっと家にこもっていなければいけないという状況も、自殺を招く要因になったのではないかと思う。

新型コロナウイルスは、多くの人の日常を蝕んでいったのだ。

これらの厳しい現実を前に、私が今できることは何なのか、今一度真剣に考えた。

特殊清掃業を社会インフラに

特殊清掃という仕事は、どうしても「キワモノ扱い」されがちだった。仕事内容的に「誰もやらない汚い仕事」というイメージが強いのだろう。

「死後数週間が経った死体はどんな感じなの?」

「腐乱死体ってどんな臭いなの?」

「一番悲惨だった自殺現場ってどんなところ?」

面白半分で聞いてきた人は数え切れないほどいる。もちろん、それらの答えによって多くの人が「死」について考えを馳せることは非常に有意義なことである。だからこそ、これまでも取材に応じてきた。

しかしこのコロナ禍を経て、特殊清掃業界に光が当たっているのは紛れもない事実だろう。だからこそ今、私は次なるステージへと歩みを進めている最中だ。

東日本大震災、大阪北部地震、九州北部豪雨など、日本はこれまでに多くの災害に見舞われている。にもかかわらず、非常事態の際にはあまりにも「自衛隊」に頼り切りになっているのではないだろうか。しかし、自衛隊にも限りがある。彼らがすべてなんでもできるわけではないのだ。

仮に自衛隊がすぐには出動できないときが来たらどうする？　助けが来るまで私たちは震えて待つしかないのか？

今回の新型コロナウイルスで、多くの人は思ったはずだ。国にばかり助けを求めていては生きていけないことを。もっと自分たちの力で立ち上がらなければ、明日は来ないかもしれないということを。だとすれば、民間企業の出番だ。新型コロナウイルスはまだまだ日本を脅かすかもしれない。もしかしたら、さらに強力なウイルスが誕生するかもしれない。あるいは、自然災害だっていつ起こるかも分からない。そのとき、全国で民間企業同士の強いネットワークをつくることができていたなら――きっと、国民にとって重要な存在になるのではないか、と思うのだ。

２０１１年３月11日に日本を襲った東日本大震災。

地震だけではなく、大津波や火災などにより、東北地方を中心に12都県で震災関連死を含む２万２０００人以上の死者・行方不明者が発生。明治以降２番目に続く規模の被害だといわれている。特に津波が次々に街を破壊していくショッキングな映像や福島第一原子力発電所のメルトダウン発生は、世界中に大きな衝撃を与えた。

私はこれまで、関東・東北豪雨や西日本豪雨など、数々の災害現場を見てきた。そこで目にしたのはおおよそ機能していないセーフティネットだった。食事はなかなか避難所に行き届かず、何日も空腹に耐えしのんで日々を過ごした人は何千人といた。

特に酷《ひど》いのはトイレだった。断水や停電などで使えなくなった水洗トイレには汚物が溢れ、不衛生極まりない。悪臭も最悪で「そんなトイレで用を足すのは嫌だ」と、トイレを我慢して体調を崩す人も多かった。

また、避難所は雑魚寝が一般的だが、一説によると先進国のなかで日本だけがいまだにこのようなスタイルだといわれている。例えば、欧米の避難所では一般的にテントで家族ごとに避難生活ができるようになっているのだ。雑魚寝の一番の弊害はプライバシーが守れないことだが、小さな子どもをもつ親はさらに大変だ。大勢が集まる避難所には、突然の災害で心に傷を負った人、連日の避難生活で神経質になっている人などさまざまなタイプの人間が集まっている。その中で子どもが泣き声をあげたり不満を言いだしたりしたら迷惑を掛けてしまうのではないかと、慌てて外に飛び出る親がたくさんいるのだ。これは子どもにとっても最悪な環境だろう。子どもだって突然の変化に怯えている。それなのに両親から「静かにしなさい」だの「泣いたらだめ」だの言われたらたまったものじゃない。

ちょっと叱るだけならまだいいかもしれない。恐ろしいのは、それらが虐待につながることだ。

事実、東日本大震災を経験した宮城県では、震災から1年経った２０１２年1月～8月の児童虐待を巡る通報が過去最多の１８２件になったことが分かっている。通報のなかには、仮設住宅での虐待が疑われるものもあったという。避難生活のストレスが影響しているのではないか、との見方が強い。

今回の新型コロナもそうだ。警察庁が2021年4月に公表した「2020年の犯罪情勢統計（暫定値）」によれば、虐待の疑いで警察が児童相談所に通告した子どもの数が過去最多の10万6960人にのぼったというのだ。休校や長引く自粛生活でただでさえストレスがたまるなか、家族間の接触が増えたことで、こうした結果につながっているのではないかと思う。

もしもしっかりした避難所が整備されていれば――もしもすぐに動ける組織が常にあり、こうしたヘルプの声をすくい上げることができれば――。

それを実現できるのは民間企業のネットワークではないかと思うのだ。

例えば日本と同様に地震が多発するイタリアでは「避難所には48時間以内にテントやベッド、仮設トイレなどを準備して提供しなければいけない」ことが法律に明記されているという。なかでも数千人分の食事を提供できるキッチンカーは、被災地の人々に温かい料理を届けてくれることで有名だ。しかも、パスタやピザなど外食するときのような豪華なメニューだ。日本で災害時の食事といえば、缶詰やレトルトをはじめ、インスタントラーメンや冷えたおにぎりなど日常とかけ離れた食事が提供されがちだが、ただでさえ非日常のなかで暮らさざるを得ない被災者たちにとって、せめて食事時くらいは心休まるものであってほしいと願うのは、なにも贅沢なことではないだろう。

日本だって、しっかりとしたマニュアルを整え、予算さえ確保できれば同じことができるはずなのだ。

幾度となく災害を経験してきた私たちは、もう「こんなことになるなんて分からなかった」「まさかこんな未来は予想していなかったから、なにも準備ができていない」なんて言い訳はできない。これからは、いつ何が起きても即座に対応できる国になるべきなのだ。そのために、私は特殊清掃のノウハウと知見を活かして、正しい作業方法をさらに構築する。ほかにも多くの志ある企業と連携して、災害に強いネットワークをつくりたいと思っている。

もしも、次に国民が危機に陥るようなことがあったら、そのときは真っ先に困っている人たちのもとへ駆けつけられるプロフェッショナルでありたいのだ。一人でも多くの人を、苦しみから救えるようになりたいのだ。それに改めて気づかせてくれたのは、皮肉にも新型コロナウイルスだ。

新型コロナウイルスが示すもの

日本赤十字社は、新型コロナウイルスの本当の怖さは、ウイルスがもたらす「3つの感染症」だと示している。第一の感染症は「病気そのもの」。いうまでもなく、重症化をすれば肺炎を引き起こし、酷いときには死に至る恐ろしいものだ。

第二の感染症は「不安と恐れ」だという。目に見えず、分からないことが多過ぎるために強い不安、そして恐れを感じてさまざまな情報に振り回されてしまうのだ。マスクや消毒液から始まり、トイレットペーパーやイソジンうがい薬の買い占めがいい例だ。これらの不安や恐怖心がどんどん肥大化していくことで、私たちは本来もっていた周りを思いやる力や相手の心を読み取る力、自分の精神衛生を保つ力を弱めてしまう。そしてそれは、さらに恐ろしいことに人から人へと伝染していくのだ。私も、何度こうした経験をしてきただろうか。「不安と恐れ」は人を変えてしまうことを、身に染みて感じている。

そして最後の感染症は「嫌悪・偏見・差別」だ。

本来、人々の敵は新型コロナウイルスであるはずなのに、相手の姿が見えないがゆえに例えば感染してしまった人を「敵」とみなして「あの人は感染者だから同居している家族も危険だ」とか「あの人が住んでいる地域には立ち入らないほうがいい」といった勝手な偏見・差別が生まれてしまう。悲しいことに、そうすることで人は「不安と恐れ」から解放されようとしているのだそうだ。この3つの感染症は、誰しもがかかる可能性を秘めている。だからこそ、それぞれが自分をしっかりともち、今できることを考えて感染しないために行動していくことが大切なのだろう。

「コロナが憎くてたまらない」

この1年間で、そんな声を何度も聞いた。働き口をなくしたフリーター、所得を下げられた会社員、経営難に陥った社長、学校に行けずに我慢を強いられる大学生、運動会や遠足などのイベント中止に涙を流した小学生、遠方にいる孫になかなか会えないお年寄り……多くの人々は、新型コロナによってたくさんの自由を奪われた。そして、たくさんの大切な命を奪われた。

しかし、私はこう考えている。

新型コロナウイルスは、人類に立ち上がる強さを教えてくれたのではないだろうか。どんなことが起きてもみんなで協力して前を見て突き進む大切さについて考える機会を与えてくれたのではないだろうか。

どんなことにも、いつかはやがて終わりがくる。たくさんの機関が、そのために知恵を振り絞っている。マスクをしないで、みんなで肩を組んで笑いあえる日常は、必ず戻ってくると、私は信じている。

しかし、日常が戻ってきても、新型コロナを相手に全国民が闘った記憶は絶対に忘れてはいけない。犠牲になった人の存在は、私たちが覚えておかなければならないのだ。歴史はやがて繰り返す。また、いつ未知のウイルスが私たちの生活を脅かすかも分からない。

そのとき、この４３７日間の闘いの日々を思い出すのだ。そして、何度だって立ち上がり、復活するのだ。

だからどうか前に進もう。

未来は明るいと信じよう。

おわりに

母上御元気ですか。永い間本当に有難うございました。
我六歳の時より育て下されし母。
継母とは言え世の此の種の女にある如き不祥事は一度たりとてなく、
慈しみ育て下されし母。
有難い母　尊い母。俺は幸福だった。
遂に最後迄『お母さん』と呼ばざりし俺。
幾度か思い切って呼ばんとしたが、何と意志薄弱な俺だったろう。
母上お許し下さい。さぞ淋しかったでしょう。
今こそ大声で呼ばして頂きます。
お母さん、お母さん、お母さんと。

鹿児島県南九州市の知覧にある「知覧特攻平和館」に展示されている特攻隊の遺書の一つだ。これを書いたのは、相花信夫少尉。少年飛行兵として1945年5月4日に出撃し、18歳という若さで空に散った。彼は幼くして実の母を亡くし、6歳の頃に継母と出会うも、なかなか親しくなれなかったという。しかし、自分がいざ死ぬと分かったとき、どうしても口にしたくなったのだろう。どうしても、大切な人を呼びたくなったのだろう。「お母さん」と。

私は、この遺書を見ると涙を流さずにはいられないのだ。

第二次世界大戦の頃、知覧には陸軍の基地があり、そこでは航空特攻作戦が行われていた。重さ250キログラムもの爆弾を装着した戦闘機で、敵の艦船に体当たりして敵もろとも沈めるというものだ。操縦するパイロットは当然ながら死ぬ。彼らはそれを理解したうえで、戦闘機に乗るのだ。

相花信夫少尉をはじめ、多くの若者たちは愛する家族の未来を信じて、飛び立っていったのである。

２０１９年10月、私たちは社員研修の一環で知覧を訪れた。戦時中、特攻隊員たちが足繁く通った「富屋食堂」を宿にした「富屋旅館」で寝泊まりし、当時の人々が食べていた定食を再現した料理をいただいた。

「知覧特攻平和館」を訪れたあとは、語り部の女性に当時の話を聞いた。ふと、彼女が我々に問う。

「もしも今戦争が起きて、外国が日本に攻めてきたら誰に助けてもらいますか」

社員の一人が少し考えて「国です」と答えると、周りのみんなも大きくうなずいた。

「それでは、今ここで災害が起きたら、誰に助けてもらいますか」

「周りの方々に助けを乞いながら、みんなで力を合わせます」

さっきとは別の社員がはっきりとした口調で答えた。女性は静かにほほえむ。

「では最後に。あなたの家に泥棒や強盗が来て貴重品を盗まれたらどうしますか」

若い社員の多くは「両親にわけを話して面倒をみてもらう」と答えた。

女性は「ありがとうございます」と小さく呟くと、再びゆっくりと口を開いた。

「皆さんはいつも人に頼って生きていますね。でも、あなたは国のために何かしていますか。家族のために何をしていますか。周囲の人のために、何かできることはないかと考えたことはありますか」

皆、ごくりと唾を飲み込むとそれ以上答えられなかった。

そのとき、ハッとしたのだ。

なぜ自分は何もしていないのに、自分がしてもらうことばかりを無意識に考えているのだろうか。なぜ十分なものを与えてすらいないのに、いざというときには与えられる側になると、疑わずにいられるのだろうか。あまりにも平和ボケをしていた自分に喝を入れたくなった。

知覧特攻平和館には、冒頭で記したもののほかにもたくさんの特攻員たちがしたためた遺書や手紙が保管されている。例えば次の手紙は、29歳という若さで熊本県健軍基地から出撃し戦死した久野正信中佐が2歳と4歳の子どもたちに宛てて書いたものだ。子どもでも読めるように、すべてカタカナになっているところに愛を感じずにいられない。

正憲 紀代子へ

父ハスガタコソミエザルモ　イツデモオマヘタチヲ見テイル。

ヨクオカアサンノイヒツケヲマモッテ

オカアサンニシンパイヲカケナイヨウニシナサイ。

ソシテオホキクナッタナレバ

ヂブンノスキナミチニススミ　リッパナニッポンジンニナルコトデス。

ヒトノオトウサンヲウラヤンデハイケマセンヨ。『マサノリ』『キヨコ』ノオトウサンハカミサマニナッテフタリヲヂット見テヰマス。

フタリナカヨクベンキョウシテ　オカアサンノシゴトヲテツダイナサイ。

オトウサンハ『マサノリ』『キヨコ』ノオウマニハナレマセンケレドモ　フタリナカヨクシナサイヨ。

オトウサンハオホキナジユウバクニノッテ　テキヲゼンブヤツツケタ　ゲンキナヒトデス。

オトウサンニマケナイヒトニナッテ

オトウサンノカタキヲウッテクダサイ。
父ヨリ　マサノリ　キヨコ　フタリへ

展示されている手紙や遺書のどれもが、婚約者や家族を思って書かれたものだ。そう、彼らは自分のために戦っていたのではない。大切な人たちを守るために、自分の命をなげうったのである。悲しいことに、残された彼らの写真の多くは笑顔の姿がほとんどだ。自分の命日がすでに分かっている状況で、人はこんなにも輝いていられるだろうか。私は正直言って、その自信はなかった。普通なら「死にたくない」「生きたい」と、直前までもがき、苦しむのではないだろうか。しかし、彼らは覚悟を決めていたのだ。自分たちの命が家族を助けるのなら、身を滅ぼしてもよいと心から思っていたのだ。だからこそ、笑顔で過ごせたのだろう。

仕事とはいったい何なのか？
何のために人は生きているのか？

その問いに、100％の正解は存在しない。回答は一人ひとりの胸の内にある。しかし、ただ一つ言えるのは、特殊清掃業は単なる「仕事」ではなく「生き様」であるということだ。一人ひとりの生き方そのものが、活動に反映される。だからこそ、この業界に従事するものには常に「人のため」を思っていてほしいのである。

研修最終日の夜、私たちは特攻隊員たちと同じように、自分の大切な人へ向けた手紙を書いた。そして「この先何が起きても、自分のことよりも大切な人のために、そして困っている人のために働く」という新たな決意を胸にしたのだった。

奇しくも、ダイヤモンド・プリンセス号の依頼が来たのはその研修から数カ月後のことだった。社員の誰もが知覧特攻平和館での出来事を思い返していた。そして、誰もが「私が行きます」と名乗り出た。私たちがどんな現場であっても必ずこなせるのは、こうした考え方が根付いているからではないかと思う。

特殊清掃業者が本を出すと聞くと、大抵は「特殊清掃の闇」だとか「孤独死現場の真実」のような、いわゆる暴露本をイメージされることがほとんどだ。しかし、今回はあえて新型コロナウイルスという敵と闘った話を書かせていただいた。私自身、この目に見えない未知のウイルスと対峙することで改めて「自分たちが何のために働いているのか」を見つめ直す良いきっかけになったからだ。ここにこそ、特殊清掃業「リスクベネフィット」としての理念があると思ったからだ。そして、同じ過ちを繰り返さないためにも、記録として残しておきたいと、強く思ったのである。

本書を書くに当たっては表に出せない情報も多々あり、読者の方々からしたらいささか足早のように感じたかもしれない。しかし、ここに書かれていることは多少の脚色はあるものの、すべて本当の出来事である。実在の人間たちが経験し、悔し涙を流し、それでも前に進んだ記録である。特に厚生労働省社会・援護局の担当者の厚意によって戦没者追悼式の出来事を詳細に描けたことは感謝してもしたりない。氏はさまざまな無理を聞き入れてくれるだけでなく、現場の感染対策にも非常に協力してくれた。追悼式で一人も感染者を出さなかったのは、氏の存在も非常に大きいと思っている。

そしてなにより、いつも私とともに自らを犠牲にしてでも社会のために働こうとしてくれる特掃隊の諸君に、心より感謝を申し上げたい。あなたたちのおかげで私は今こうして本を書くことができている。

新型コロナウイルスが消滅した暁には、ぜひ盃《さかずき》を交わしたいものだ。

〈著者プロフィール〉

惟村 徹（これむら とおる）

株式会社リスクベネフィット代表取締役
1982年7月3日、静岡県富士宮市出身。
20代前半に、自動車の海外輸出、飲食店経営等、儲かる仕事をモットーにさまざまな事業を経営していたが、祖母の他界がきっかけで「誰かのためになる事業」を行うべきと、これまでの自身の生き方を見つめ直す。一旦すべての事業を辞め、高齢者施設等のボランティアとして働き、高齢者問題と向き合う日々を過ごす。ある時、知人から頼まれ孤独死現場の清掃を引き受けたことをきっかけに、孤独死や自殺といった社会問題に直面し、自身にできることはなにかと考える。2012年8月に特殊清掃事業を立ち上げ、翌月には株式会社リスクベネフィット設立、2020年1月、新型コロナウイルス感染者が確認されたダイヤモンド・プリンセス号の除菌を担当した。これまでの実績は1万件以上にのぼり、その清掃技術で特許を取得している。

本書についての
ご意見・ご感想はこちら

コロナと闘った男　感染対策最前線の舞台裏

2021年7月28日　第1刷発行

著　者　　惟村 徹
発行人　　久保田貴幸

発行元　　株式会社 幻冬舎メディアコンサルティング
〒151-0051　東京都渋谷区千駄ヶ谷4-9-7
電話　03-5411-6440（編集）

発売元　　株式会社 幻冬舎
〒151-0051　東京都渋谷区千駄ヶ谷4-9-7
電話　03-5411-6222（営業）

印刷・製本　瞬報社写真印刷株式会社
装　丁　　山﨑瞳子

検印廃止

Printed in Japan
ISBN 978-4-344-93425-2 C0095
幻冬舎メディアコンサルティングＨＰ
http://www.gentosha-mc.com/